AF462523

DISSERTATIONS
SUR LA
GENERATION,
SUR LA
SUPERFETATION;
ET
LA R'EPONSE AU LIVRE INTITULE'

De l'Indecence aux hommes d'accoucher les femmes, & sur l'obligation aux meres de nourrir leurs enfans de leur propre lait.

Par le S[r]. DE LA MOTTE, Chirurgien Juré, & habile Accoucheur à Valognes, en basse Normandie.

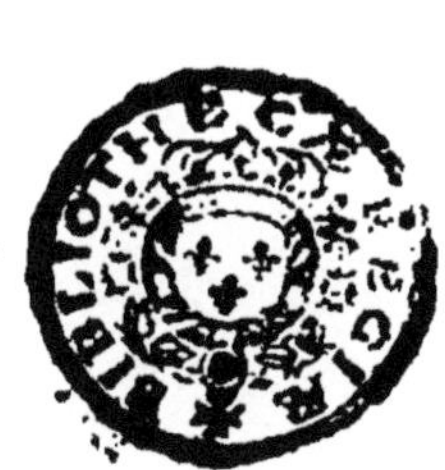

A PARIS,
Chez LAURENT D'HOURY, Imprimeur-Libraire, au bas de la rue de la Harpe, vis-à-vis la rue S. Severin, au St Esprit.

MDCCXVIII.

Avec Privilege & Approbation.

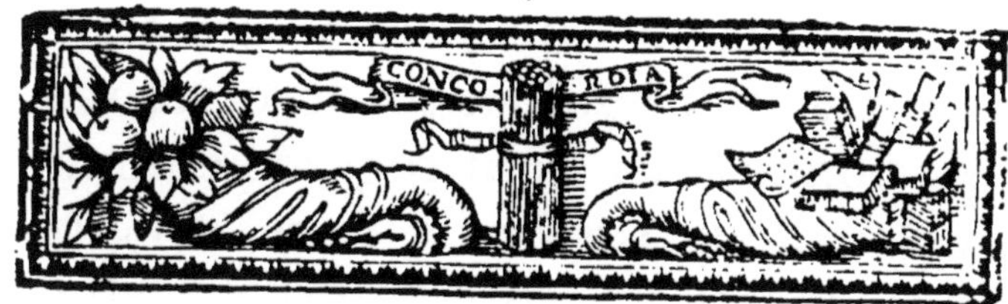

DISSERTATION SUR LA GENERATION.

Où l'on prouve qu'elle se fait plûtôt par le mélange des Semences que par le moïen des œufs.

CHAPITRE PREMIER.

Des Difficultez qui font voir, que l'opinion des œufs est mal fondée.

Uoique je n'aïe parlé de la Génération, que trés-succinctement dans mon Traité des Accouchemens, & que mon dessein ait été de laisser l'examen des differentes opinions que l'on a sur cet arricle aux jeunes Chirurgiens qui n'ont encore rien de mieux à faire, qu'à s'égaïer sur ces sortes de controverses; neanmoins le peu que j'en ai dit étant venu à la connoissance de certaines personnes, ils l'ont regardé comme un dessein formé de faire revivre une ancienne erreur, qui est selon eux des plus grossieres, & absolument décriée depuis que l'opinion des œufs est solidement établie sur un nombre infini d'experiences, qui sont, comme ils le pensent, si sensibles & si convaincantes, qu'il n'est plus même permis de la revoquer en doute: j'ay crû estre obligé de faire demander à ces Messieurs s'ils n'avoient point d'autres preuves à alleguer, pour soutenir leur opinion, que celles qui ont été avancées jusqu'à présent, auquel cas ils me trouveroient disposé à changer de sentiment, & à souscrire à leur opinion, parce que celles qui ont esté jusqu'à présent alleguées, n'ont point été capables de me convaincre, & m'ont au contraire de plus en plus engagé à soutenir l'ancienne opinion qui me paroît plus naturelle que celle des Ovaristes, où l'imagination se trouve sans cesse gesnée à lever une infinité de difficultez, dont ce nouveau ſiſtéme ſe trouve embaraſſé ; & commê on n'a point fait de réponſe à mes Objections, j'ay crû devoir les publier dans cette Diſſertation, pour faire voir que ce nouveau ſiſtéme n'eſt point encore ſi bien établi, que bien des gens ſe l'imaginent.

Ceux qui tiennent l'opinion des œufs, prétendent que la ſemence, aprés avoir été éjaculée & reçûë dans la matrice, dont l'orifice interieur ſe ferme alors trés exactement, il s'y fait une fermentation au moïen de laquelle les parties les plus ſpiritueuſes de cette ſemence ſe ſeparent des plus groſſieres, & ſont portées par les trompes de Fallope ou les tubes, dont l'extrémité appelée le *Pavillon* ou *morceau frangé*, s'unit & s'aplique ſi precisément ſur la membrane du teſticule ou ovaire, que cette ſemence ſubtiliſée pénetre juſqu'à l'interieur de l'œuf & le rend fecond. (Car cet ovaire d'aujourd'hui, qui étoit le teſticule d'autrefois, eſt ſelon les Modernes tout plein d'œufs, qui ſont attachez enſemble en forme de grape de raiſin.)

Ce prétendu œuf fecond se détache ensuite de cette grape par la rupture de sa queuë, puis passe par une ouverture qu'il se fait en se gonflant au travers de la membrane de cet ovaire, & tombe dans l'ouverture frangée de ce tube, qui se trouve apliquée sur l'ovaire, par le canal duquel il est porté dans la matrice où ce tube se termine par une trés petite ouverture, quoique celle par où il y est entré soit si large qu'on la compare à l'extrémité d'une trompette d'airain.

Ce sont les propres termes dont s'est servi Fallope, pour donner une juste idée de ce tube, dont il a fait la dècouverte. Ce conduit, dit-il, prend naissance de la corne de la matrice par un principe nerveux extrémement étroit; Et étant devenu beaucoup plus large à son extrémité il finit par une certaine membrane déchirée, qui ressemble assez quandelle est ouverte, à l'extrémité d'une trompette d'airain.

Pour peu que l'on refléchisse sur cette explication l'on y trouvera autant de difficultez à lever qu'il y a d'articles; car dès que l'on aſſure que la matrice ſoûfre une contraction en ſon orifice interieur, aprés la reception de la ſemence, de maniere qu'il n'en peut rien ſortir, quoique l'ouverture de cet orifice fût auparavant capable de laiſſer librement entrer une ſonde des plus groſſes, pourquoi les extrémités des tubes qui s'ouvrent du côté de la matrice, & qui ne peuvent qu'à peine ſoûfrir l'introduction de la plus petite ſonde, ne ſe fermeront-elles pas auſſi-bien que cet orifice interieur; car ce n'eſt pas ſeulement l'orifice interieur qui ſoûfre cette contraction aprés la reception des deux ſemences; mais tout le corps de la matrice, auſſi-bien que le vagin juſques à ſon extrémité exterieure, mais beaucoup moins à proportion: cela poſé comme conſtant, ſi c'eſt une neceſſité que la partie la plus ſubtile de la ſemence ſorte, ne paſſera-t'elle pas plutôt par l'orifice interieur que par l'exrrémité des tubes, puiſque le conduit de ceux ci ètant infiniment plus petit que celui de l'orifice interieur; ce dernier sera beaucoup plus disposé à se dilater pour peu qu'il y ait quelque cause qui y donne occasion ; & qui peut y en donner une plus forte , qu'une certaine quantité d'esprits ou de parties subtiles poussées avec impetuosité , comme cet esprit seminal le doit être , selon que ces Messieurs le disent. Mais suposé même qu'il n'y ait que l'orifice interieur qui se ferme de la sorte , & que les petites ouvertures des trompes du côté de la matrice , demeurent ouvertes , pour laisser passer ces parties subtiles; par quelle raison ou par quel devoir de respect les autres parties de la semence , demeureront-elles emprisonnées & captives dans cette matrice ? Et pourquoi ne s'échaperoient-elles pas par cette ouverture , où l'on peut introduire une sonde quoique petite, puisqu'elles viennent de passer par des lieux imperceptibles , pour en se réunissant ensemble faire ce corps dans la matrice , appelé semence , & accomplir l'intention de la nature.

Aprés cette premiere difficulté qui

paroît évidente, il s'en presente encore une plus grande, en suposant avec ces Messieurs, que les parties les plus subtiles de la semence sortant de la matrice, par cette trés petite ouverture qu'y forment les tubes, lesquels (pour me servir du terme propre de leur Inventeur) deviennent insensiblement plus larges, pour finir par la figure d'une trompette d'airain que forme ce morceau frangé ou pavillon; la raison ne persuade-t'elle pas que ces esprits ou parties subtiles en sortant avec impetuosité par une ouverture si étroite s'exhaleront, & s'iront perdre dans la capacité de l'abdomen, avant que ces tubes se soïent repliés de la maniere qu'ils le prétendent, & que leur pavillon se soit déploïé pour s'apliquer, comme il convient sur la membrane de l'ovaire, afin d'y conduire ces parties subtiles. A dire librement ma pensée sur ce fait, il me paroît qu'il faut avoir plus de foi que de raison pour être persuadé que quelqu'exactement que ce morceau frangé se puisse apliquer sur cette membrane de l'ovaire, ces parties subtiles doivent trouver plus de facilité à s'échaper & se perdre entre les interstices de ce morceau frangé, que de force pour agir sur la membrane de l'ovaire, & communiquer leur vertu prolifique ou leur fecondité, au travers de la substance de cette membrane, afin de rendre l'œuf fecond capable de la briser, en disposant ses fibres de maniere que cet œuf qui n'a ni dureté, ni presque de consistance, puisse de lui-même faire une ouverture entre leurs interstices, afin de s'ouvrir un libre passage pour sortir de l'ovaire, & être ensuite reçû dans la large extrémité de ce tube, qui en se reserrant va se terminer par une ouverture presque imperceptible à la corne de la matrice, qui est la porte par où cet œuf doit y entrer pour former le fœtus, ou plûtôt pour son accroissement; le fœtus devant être déja tout formé, sans que ces Messieurs donnent à ces tubes autre mouvement pour un si bon office, sinon celui de contraction de leurs fibres, qui est une bien foible refſource pour un rel meſſager, auquel ils ſont porter & raporter une ſi précieuſe marchandiſe.

La langue a ſes muſcles, le clitoris & la verge ont les leurs, & l'on donne même les periſtaphilins à la luette, quoi qu'elle paroiſſe n'en avoir pas grand beſoin, par le peu d'urilité de ſon foible mouvement. Ces muſcles en general prennent leur origine d'une baſe ferme & ſolide, pour que l'action de la partie à laquelle ils ſont deſtinés ſe faſſe parfaitement : Mais les tubes n'en ont point, auſſi n'en ont-ils pas beſoin, puiſque ſelon ces Meſſieurs, elles ſont faites pour agir également par leurs deux extrémités ; action dont il n'y a uniquement que ces parties qui ſoient capables, à moins que de faire revivre cette ancienne opinion, qui ſoutenoit que le chile & le ſang étoient portés & raportés par les mêmes vaiſſeaux. Mais comme cette difficulté s'eſt trop bien dévelopée, & que depuis ce tems-là l'on a reconnu la fauſſeté de cette opinion, ces vaiſſeaux ont perdu cet uſage : Cependant j'ai vû en l'année 1681. Mr. Courtois trés célébre & ancien Medecin de la faculté de Paris, la soutenir dans une démonstration anatomique faite publiquement aux Ecoles de Medecine de Paris, Mr. Lamy faisant le Discours, & Mr. Passerat la Démonstration : Preuve constante de l'entêtement dont les hommes les plus sçavans sont capables. Mais dira-t'on, la chose n'est pas sans exemple, puis qu'un lavement donné par l'anus revient quelquefois par la bouche, de même que les alimens que l'on prend par la bouche ressortent par l'anus ; à quoi je répondrai, que lors qu'un lavement revient par la bouche, c'est l'éfet d'une maladie de tout le corps des intestins en general, ou de quelqu'une de ses parties, comme celle par exemple, qui cause le vomissement, le bubonocelle, le volvulus, ou bien quelque humeur contenue dans le ventricule ; au contraire de la sortie des alimens par l'anus, qui est l'éfet d'un mouvement naturel que l'on ne peut comparer au mouvement que fait la trompe en portant les parties ſubtiles de la ſemence ſur la membrane qui recouvre l'ovaire, & en raportant l'œuf par ce même canal dans la matrice.

Quoi qu'en puiſſent dire ces Meſſieurs, ſi les tubes ont été faits à cette intention, l'on peut dire que la nature s'eſt beaucoup oubliée dans leur conſtruction, qui paroît abſolument opoſée à celle qui leur ſeroit neceſſaire. L'on en ſera convaincu pour peu que l'on veuille faire attention aux ouvertures par où ſe terminent ces tubes, ou plûtôt par où ils prennent leur origine du côté de la matrice. On les trouvera ſi peu conſiderables, qu'à peine y peut-on introduire le plus petit ſtilet, & qu'ils vont en s'élargiſſant ſi conſiderablement, que leurs extrémitez paroiſſent avoir la figure d'une trompette d'airain, & comme c'eſt par cette trés petite ouverture que ces parties ſubtiles doivent ſortir de la matrice pour paſſer le long du conduit du tube juſqu'à cette large extrémité qui les dépoſe ſur la membrane de l'ovaire, pour enſuite lorsque les fibres de cette membrane se seront écartées, recevoir l'œuf qui tombe dans cette large extrémité, d'où passant par cette étroite embouchure il est porté dans la matrice, ces rides ou ondes en forme de pampres de vigne, dont au dire de Faloppe, ces tubes sont presque tous revêtus interieurement, ausquels neanmoins outre cette construction oposée à celle qu'elles devroient avoir, ces Messieurs ne donnent pour vaincre tous ces obstacles & parvenir à leur fin prétenduë qu'une simple contraction de leurs fibres. Contraction qui consiste plûtôt dans l'imagination que dans l'éfet, car pour que ces tubes fissent ces deux mouvemens oposez, il faudroit de necessité qu'ils eussent, comme les intestins, non seulement des fibres longitudinales, obliques, & transversales qui leur fissent faire le mouvement de l'embouchure à la trompe ; mais encore un autre plan de fibres tout oposé sur la même ligne, pour leur faire faire celui de la trompe à l'embouchure. Ou que ces Messieurs conviennent que c'eſt par une intelligence toute particuliere, que s'execute ce mouvement de porter & raporter par un même canal, dont les tubes entre toutes les autres parties du corps ſont ſeules en poſſeſſion.

Je ſçai qu'on peut me dire qu'il n'eſt pas neceſſaire que les tubes aïent du mouvement pour faire couler les parties ſubtiles de la ſemence le long de leur canal, vû qu'elles ſe portent aſſez d'elles-même à ſuivre le vuide qu'elles trouvent dans ce conduit: Mais je réponds en même tems que c'eſt une neceſſité que ces tubes ſe contractent & ſe reſſerrent de telle ſorte pour conduire ces parties ſubtiles à l'ovaire, qu'il eſt impoſſible de ſe perſuader que la moindre portion y puiſſe parvenir autrement, & que ſans cette contraction il faut neceſſairement qu'elles s'échapent abſolument toutes. Et les tubes venant à ſe reſſerer, comme il convient, ne ſera-ce pas une neceſſité qu'ils aïent quelque ſorte de mouvement pour faire couler ces parties ſubtiles à leurs extrémitez, à peu prés comme le cerveau à l'égard des eſprits par le moïen des nerfs. Et quand même il ne seroit pas necessaire que les tubes eussent aucun mouvement pour conduire ces parties subtiles, au lieu de leur destination, n'en ont-ils pas besoin d'un trés considerable pour se replier, & s'apliquer comme il faut sur la membrane de l'ovaire afin d'y exercer leur fonction ?

Au reste pour que les tubes éxecutassent parfaitement l'action à quoi ces Messieurs les destinent, n'auroit-ce pas été une necessité de changer la disposition de leurs extrémitez, en plaçant la plus large du côté de la matrice, & l'étroite du côté des testicules ou ovaires; afin que les parties subtiles venant à sortir en foule de la matrice par cette large embouchure, & à se réunir à son extrémité étroite, pussent agir de concert & produire tout un autre effet, tant sur l'œuf que sur la membrane de l'ovaire, dont elles auroient sans peine écarté les fibres par leur arrivée impetueuse, & donné par ce moïen ocasion à l'œuf prolifique de tomber sans peine dans la matrice, malgré les rides & les ondes, dont la partie interieure de ce canal est revêtuë ; parce que cet étroite entrée étant vaincuë le reste n'auroit plus fait de peine à l'imagination du Lecteur, qui de l'autre maniere se revolte sans cesse, ne pouvant se persuader que cet œuf sans dureté ni consistance, aprés être tombé dans ce canal large puisse se glisser dans toute sa longueur, malgré les rides & les ondes dont il est revêtu presque jusqu'à cette étroite extrémité, pour enfin tomber dans la matrice ; ce qui paroît ne se pouvoir faire que par une merveilleuse intelligence, à laquelle les raisons naturelles n'ont point de part.

Les opositions constantes & sensibles qui se rencontrent dans la structure de ces parties, montrent évidemment qu'elles n'ont pas esté faites pour l'usage auquel on les destine, & que cette action que l'on donne aux tubes est oposée au dessein qu'a eû la nature. Pour en estre convaincu, il ne faut qu'examiner attentivement & sans prévention la méchanique d'un soufflet, ou ce qui se passe à l'égard de l'eau d'un étang qui sert à faire moudre un moulin. Si le tuyau du souflet étoit plus large que l'ouverture par où il reçoit l'air, la soupape deviendroit inutile, & le soufflet ne souffleroit point, puisqu'il ne souffle que parce que le tuyau étant beaucoup plus étroit que l'ouverture par où l'air y entre & cet air qui se trouve comprimé par une soupape interieure, ne pouvant sortir que par un passage fort étroit, n'en sort qu'avec violence & précipitation.

Les eaux d'un étang à l'extremité duquel seroit placé un moulin seroient-elles d'aucun secours, si elles arrivoient sur ce moulin par un canal étroit dans son commencement, & qui s'élargiroit à mesure qu'il aprocheroit de la rouë de ce moulin? Qui ne voit au contraire, que cette rapidité qui fait que les eaux d'une riviere ou d'un étang font mouvoir les rouës d'un moulin, ne vient que de ce que ces eaux, qui se trouvent engagées dans un canal large d'abord, & qui à mesure qu'il aproche du moulin devient plus étroit,

étroit, ces eaux dis-je se trouvant fortement pressées passent avec plus d'impetuosité. Il est aisé de voir par cette double comparaison que si les tubes avoient esté destinez par la nature à l'usage que leur donnent Messieurs les Ovaristes, il faudroit de necessité qu'ils fussent construits d'une façon toute opposée à la figure qu'ils ont; & que leur embouchure fût plus large que leurs extremités pour qu'elles pussent agir assez puissamment sur la membrane de l'ovaire pour faire pénétrer les parties subtiles de la semence, & donner lieu à la séparation de leurs fibres, pour laisser couler l'œuf prétendu fecond dans les tubes, & le faire passer dans la matrice. Mais quand je dis que ce seroit une necessité que la trompe fût plus large du côté de la matrice, je n'entens pas que cette ouverture fût pareille à celle d'une trompette d'airain, mais seulement qu'elle fût plus large que celle qui est du côté de la matrice; encore faudroit-il aussi ôter à ces trompes ces rides ou ces ondes, en forme de pampres de vignes, dont elles sont interieurement revétuës, afin que l'œuf trouvât moins d'obstacle dans la route que ces Messieurs lui font tenir.

Mais quand les extremitez de ces tubes seroient disposées comme il faudroit pour satisfaire aux difficultez qui se rencontrent à leur usage, celle qui se trouve dans la prétenduë dilatation des fibres de la membrane de l'ovaire, n'est pas moins capable de faire revolter la raison, puisqu'elle est absolument oposée à l'experience la plus certaine, & cela pour deux raisons. Car premierement, il est incontestable que toutes les membranes sont si sensibles, que l'on ne peut en piquer aucune sans causer une douleur plus ou moins forte à proportion de la grosseur de l'instrument dont elle est piquée, & comme celle qui envelope l'ovaire est d'un sentiment si exquis, que Diemerbroec prétend que c'est dans ces membranes que se fait ce sentiment voluptueux dont la femme est comme transportée lors du coït; comment veut-on que cette membrane puiſſe ſoûfrir cette diviſion de ſes fibres pour laiſſer ſortir l'œuf, ſans être tourmentée d'un ſentiment douloureux, puiſque cette diviſion eſt une vraie ſolution de continuité, & que la ſolution de continuité, eſt une cauſe eſſentielle de la douleur, quand elle arrive à une partie ſenſible?

La ſeconde raiſon, qui eſt encore confirmée par l'experience, eſt que toute ſolution de continnité qui arrive à une membrane ou à quelqu'autre partie ſpermatique, ne ſe peut réunir ſans moïen: & ce moïen eſt un calus ou une cicatrice, & comme ce ſeroit une neceſſité que les femmes qui ont eû pluſieurs enfans, euſſent cette membrane toute calleuſe à l'occaſion de cette quantité de cicatrices, comme il arrive à la peau aprés la ſaignée, ou que cette membrane demeurât ouverte, ce qui neanmoins ne ſe remarque point par l'ouverture de ces femmes aprés leur mort, où l'on ne trouve rien en cette membrane qui differe de celles qui n'ont point eû d'enfans, il s'enſuit que c'eſt une pure imagination que ce prétendu passage de l'œuf, par la dilatation des fibres de la membrane de l'ovaire, puisquece œuf est d'une certaine grosseur, qui feroit une ouverture à y pouvoir passer une sonde des plus grosses, & que tout le raisonnement de Messieurs les Ovaristes ne peut les persuader eux-mêmes que la division des fibres de cette membrane se puisse faire de la maniere qu'ils le disent, tant elle est compacte ; d'ailleurs, quand cette division seroit possible, trouveroit-on moins de difficulté au moyen de réunir tant de fois ces fibres, sur tout aux femmes qui ont jusqu'à vingt, vingt-cinq & trente enfans, sans même qu'il en reste aucun vestige à la membrane du testicule dont on se pourroit apercevoir dans l'ouverture du cadavre.

Je suis surpris enfin que ces Mrs. les Ovaristes ne parlent que d'un tube, quand ils veulent expliquer la maniere dont la conception se fait, & jamais de deux : Car ils doivent tous deux agir également, & c'est une necessité qu'ils fassent la même action, ſans quoi la moitié de cette partie ſubtile de la ſemence s'épancheroit dans l'hipogaſtre, par l'extrémité du tube qui ne ſeroit pas replié. Et s'ils conviennent que les deux tubes ſe replient & qu'ils agiſſent en meme tems & de la même maniere, ils doivent donc verſer chacun un œuf dans la matrice, & par conſequent les femmes devroient eſtre toûjours groſſes de deux enfans, ce qui neanmoins n'arrive que trés rarement : Cette raiſon me paroiſt trés forte pour prouver que la génération ne ſe peut faire par le moïen des tubes.

Pour confirmer ce que j'avance touchant le ſentiment de ces Ovariſtes, à l'égard de l'action d'un ſeul tube, il ne faut que lire la Lettre que Mr. Dionis raporte dans ſon Livre d'Anatomie, écrite de .... par M. De ..... qui dit avoir trouvé dans une femme penduë, dont il faiſoit la diſſection, le *tuba uteri* qui étoit replié & qui envelopoit parfaitement la membrane de l'ovaire avec ſon pavillon ; ce qu'il regardoit non ſeulement comme une nouvelle découverte, par où il prétend justifier la génération par le moïen des œufs qui passent par ces Tubes, mais encore qu'il n'y avoit pas longtemps que cette femme avoit usé du coït. Or il est à remarquer que cette histoire ne fait mention que d'un tube, & non des deux, à quoi donc servoit l'autre tube ?

Si le raisonnement de Mr. Dionis à l'occasion de la remarque qu'il fit dans le cadavre de cette femme a lieu pour prouver qu'il n'y avoit pas longtems qu'elle avoit usé du coït ; j'ai accouché une fille il y a quelques années qui me parla si naturellement sur la maniere dont elle étoit devenuë grosse, que ce tube se seroit sans doute trouvé replié, & ce morceau frangé, collé contre la membrane de l'ovaire, si elle fût morte dans un intervale de tems égal à celui de cette femme penduë. Cette Fille en conduisant son Amant qui partoit pour l'Armée, reçut de lui tant de caresses, & y répondit si bien dans cette séparation, qu'ils en vinrent jusqu'à l'action décisive : mais comme l'incommodité du lieu ne leur permit pas de le faire autrement que debout ; quoique cette pauvre fille se fut exposée à devenir grosse, elle ne crût pourtant l'estre en effet, que lorsque les mouvémens de son enfant ne lui permirent plus d'en douter ; ce fut donc une necessité que le tube, ou les tubes se repliassent, & que ce morceau frangé se colât contre la membrane de l'ovaire, pour y porter l'esprit prolifique, & en raporter un œuf au dedans de la matrice. Je le supose de même, mais je n'ai pas plûtôt fait cette suposition qu'elle me fait naître une autre difficulté, qui est de ne pouvoir comprendre comment ce petit œuf qui doit être tombé dans la capacité de la matrice : (car il faut qu'il soit bien petit pour passer par une ouverture, où l'on ne peut qu'à peine introduire un stilet trés délié :) Comment, dis-je, cet œuf si petit, ne tomba pas plûtôt vers l'orifice intérieur de la matrice pour s'y attacher, ou du moins à un des côtez ; que de s'attacher au fond comme il fit : Car cette fille étant de bout, l'œuf qui est materiel auroit dû par son propre poids se précipiter en bas & même sortir; car c'est une erreur de dire que l'orifice intérieur reste si exactement clos aprés la conception, qu'on ne puisse y introduire une aiguille la plus fine, puis qu'au lieu d'une telle aiguille il n'y a point de sonde d'une moïenne grosseur, que l'on n'y puisse faire entrer avec facilité. Ce n'est pas seulement un défaut d'experience qui a fait tenir ce langage à tant de célébres Auteurs depuis Galien jusques à Nous ; mais c'est faute d'avoir refléchi serieusement sur le fait, puis qu'au moment que l'on refléchira sur la structure, la composition & l'usage de la matrice, l'on conviendra que c'est une partie membraneuse, capable par consequent d'extension & de retrecissement, à peu prés comme la vessie urinaire, à la diference que cette vessie a un sphincter, & que la matrice n'en a point ; or puisque la vessie à son sphincter, lors qu'elle est atteinte d'une inflammation violente, qui de surcrois resserre considerablement ses fibres, ne s'opose point à l'introduction

duction d'une groſſe ſonde, comment a-t'on pû dire que la clôture de cet orifice interieur étoit ſi exacte qu'elle ne permettoit pas l'entrée à la plus fine aiguille, ſi ce n'eſt par un défaut de raiſonnement & manque d'attention. Neanmoins pour revenir à mon obſervation j'acouchai cette fille d'un accouchement naturel malgré la ſituation extraordinaire en laquelle elle étoit quand elle fut engroſſée.

Monſieur Dionis aprés avoit raporté les trois ſentimens qui paroiſſent les plus vrai ſemblables pour prouver la Géneration, retombe ſur celuy des œufs, le ſoutient, & y donne à pleines voiles. Mais comme il ne trouve pas aparamment tous les moïens qu'il ſouhaiteroit, pour faire faire à la trompe ſes mouvemens plus naturellement que n'ont fait ceux qui en ont parlé avant luy, il a jugé à propos de faire joüer un reſſort à la matrice qui donne occaſion à un merveilleux mouvement de ces trompes Il reſte à faire voir s'il a auſſi bien réuſſi qu'il le penſe, & ſi ce reſſort agit conformément à l'experience & à la raiſon.

Monsieur Dionis n'attribuë à la matrice ce ressort dans lequel les tubes sont en quelques façons obligés de se replier, & leur morceau frangé de s'étendre & de s'apliquer de soi-même sur l'ovaire, que parce qu'il prétend par l'usage qu'il donne au ligament rond obliger la matrice à s'avancer au-devant de la semence pour la recevoir. Cette raison peut avoir lieu, à l'égard des femmes qui deviennent grosses, sans avoir souffert l'intromission du membre viril, comme Messieurs Peu & Mauriceau disent l'avoir trouvé plusieurs fois, & que je le raporte aussi dans mes observations ; mais il n'en est pas de même quand le membre viril est d'une longueur convenable ; & même il doit arriver tout le contraire, quand le membre est d'une longueur demesurée, comme il s'en trouve quelque fois, puisqu'en tel cas il arrivé de necessité que la matrice est poussée en haut. Quelques femmes dont les maris étoient pourvûs de tels membres se sont plusieurs fois plaintes à moi, des douleurs qu'elles soufroient dans l'aîne & dans l'interieur plat des cuisses au tems du coït, dont elles étoient si incommodées, qu'elles ne s'y soumettoient qu'avec peine, & ces douleurs ne peuvent être raportées qu'à l'extention que les ligamens ronds souffroient: Et comme ce mouvement est opposé à celuy que Monsieur Dionis donne à ces ligamens, il eût fallu de necessité suivant ce raisonnement, que ces femmes fussent demeurées steriles, ce qui cependant n'est point arrivé, & qu'au contraire elles ont été d'une fécondité merveilleuse. La raison en est évidente, par la proximité qui se trouvoit dans l'aproche du gland à l'orifice interieur de la matrice qui facilitoit merveilleusement bien la reception de la semence. Comme quantité d'hommes pourroient regarder ceci comme une fable, je me serviray de l'autorité de Diemerbroeck & de Riolan, dont je raporte icy un petit Extrait pour le prouver.

Diemerbroeck dans son livre premier chap. 26. dit non-seulement que la verge se peut trouver quelque fois si longue, qu'elle pousse l'orifice interieur au-devant d'elle; mais même que cet orifice interieur se peut assez dilater pour laisser entrer le gland quand la verge est trop longue. Pour soutenir ce raisonnement il se sert de ce qu'en dit Riolan dans le deuxiéme livre de son Anthropographie chap. 34. qu'il se peut faire que la verge de l'homme étant trop longue, s'introduise dans l'orifice du col de la matrice lors qu'il est ouvert, pour donner passage aux purgations menstruelles, & que là étant saisie par cet orifice elle y soit tant soit peu retenuë & serrée, comme il arrive aux chiens dans leurs acouplemens, ce qu'on m'a assuré de bonne foi être arrivé à quelques personnes. Je m'étonne qu'un aussi illustre Auteur ait avancé une aussi grande pauvreté. Il laisse tranquillement décider M. Verduc en faveur de l'operation Cesarienne, parce que je suis persuadé qu'il ne conoissoit gueres ni la matiere, ni le sujet dont il traitoit, n'aïant fait autre chose, comme plusieurs autres Auteurs, que de compiler quantité de nouvelles opinions, sans avoir ouvert le grand Livre de la nature, pour en faire sa veritable étude. Mais quand je vois Mr. Riolan tomber dans une abſurdité auſſi groſſiere, c'eſt ce qui me ſurprend & que je ne puis comprendre; ſi ce célebre Auteur avoit conſulté un Chirurgien Accoucheur, au lieu de s'en raporter à gens pour qui il a eû trop de credulité, il ſe ſeroit bien gardé de tomber dans une telle faute. Un Accoucheur bien entendu lui auroit fait comprendre que l'orifice interieur de la matrice ne ſe peut tout au plus dilater qu'autant que ſon corps; & que lorſque la matrice contient un enfant de deux ou trois mois, ou un faux germe d'un pareil tems, dont elle ſe veut décharger par quelque cauſe que ce puiſſe être, ce qui ne ſe fait preſque jamais que dans la ſuite d'une perte de ſang, plus ou moins grande, & qui en eſt pour l'ordinaire l'avant coureur, lequel doit beaucoup plus dilater cet orifice que le ſimple écoulement des purgations menſtruelles, y adjoûtant de ſurplus le corps dont-elle ſe veut décharger, qui neanmoins s'oppoſe tellement à l'introduction d'un ſeul doigt de l'Acoucheur, quoyque plus tendu que le membre viril, & poussé avec plus d'adresse, & de d'exterité pour satisfaire à cette intention, & beaucoup plus petit que le moindre gland ne peut être, lequel neanmoins est souvent forcé de répeter plus d'une fois sa tentative avantque d'y réussir. Comment donc aprés une raison si plausible, & une experience si constante, un Auteur peut-il dire que le gland s'introduit dans cet orifice lors de l'écoulement du flus menstruel, à moins que d'avoir absolument ignoré cette experience, comme a fait Mr. Riolan en cette occasion, qui s'en raporte mal-à propos sur la bonne foy d'autruy.

Je ne trouve rien qui prouve moins la géneration par le moyen de l'œuf reçû par les tubes, que les quatre histoires que le même. Monsieur Dionis raporte au commencement de sa dissertation, & sur rout cette matrice qu'il a dissequée, & fait graver telle que l'Estampe la represente au naturel dans son Livre. C'est une matrice où, par un vice de la premiere conformation, il s'est trouvé deux cavités distinctement separées preſque dés ſon entrée, dans l'une deſquelles cavités il s'eſt formé un enfant, & dans l'autre un faux germe. Celle-ci ètoit incapable, de contenir un enfant de la groſſeur dont il doit être au terme de neuf mois; parce que celle dans laquelle s'eſt formé l'enfant, s'étant dilatée autant qu'il a été poſſible, il faloit de neceſſité que cette femme accouchât, avec cette difference neanmoins qu'il a dû lui arriver ce que j'ai vû arriver en pluſieurs occaſions; que le vice de conformation que ſouffroit cette matrice, à dû s'oppoſer à l'accouchement, parce que l'enfant trouvant cet obſtacle n'a pû s'avancer juſques à l'orifice interieur, & cela parce que cette matrice n'ayant pû ſe dilater, ça été une neceſſité que le fond ſe ſoit déchiré, par la groſſeur, la force, & les violents mouvemens que fit l'enfant pour ſortir. C'eſt une choſe facile à remarquer par cette déchirure ſi bien gravée, & où les trompes ſe trouvent dans leur entier. On ne les peut accuſer d'avoir eû d'autre part à cette groſſeſſe, que celle qu'ils ont à toutes les autres: Sinon qu'on peut dire qu'elles ont agi l'une & l'autre, quoique Monsieur Dionis n'y ait pas fait d'attention, puisqu'il dit seulement, qu'il se trouva un faux germe dans l'une, & un enfant dans l'autre de ces cavités, sans s'expliquer davantage, & sans en raporter la cause qui devroit avoir été connuë, par le moyen de l'action des deux tubes. Les deux Histoires des Hôpitaux de Paris & de Toulouse, prouvent-elles quelque chose de plus en sa faveur ? Une grossesse de vingt-trois ans, ou de vingt-cinq persuadera-t'elle les personnes de bon sens, & qui jugent les choses selon les lumieres de leur raison, que ce soit une nécessité que l'enfant qui l'aura causée ait été engendré dans l'une des tubes ? Et ne conviendront-ils pas que si cela arrive, ce n'a pû être que par un vice de la conformation de cette partie, qui est absolument contraire à l'ordre naturel ; & qu'au cas que la conception se fasse ailleurs qu'au fond, ç'aura toûjours été par un défaut de conformation de la matrice ; c'est une verité qui est soutenuë de tant d'experiences, qu'on ne pourra la revoquer en doute, dés que l'on voudra lire ſerieuſement, les Auteurs qui ont pratiqué les accouchemens, & qui ont écrit ſur cette matiere.

Quand je raporte le ſentiment de Monſieur Dionis préferablement à celuy de pluſieurs autres Auteurs, c'eſt plûtôt à cauſe qu'il eſt des plus recens, & qu'il écrit avec beaucoup d'élegance & de netteté, que dans le deſſein de rendre ſon autorité préferable à celle de Gaëf, de Vanhorne, de Svammerdan, & de quantité d'autres. Au reſte j'en ai aſſez dit ſur cet article, en y joignant ce que j'ay allegué pour refuter Harvée & Kerkering ſur l'idée qu'ils ont de la maniere dont les enfans ſe forment au ventre de la mere par le moyen de l'œuf; qui eſt auſſi opposée à l'experience que ce qu'Harvée avance quand il dit que le fœtus à trois mois n'a point d'arrierefaix, quoique Monſieur Mauriceau raporte en ſes Obſervations en avoir trouvé à des fœtus de ſix ſemaines, & que j'ai auſſi trouvé un arrierefaix à un enfant de cinq ſemaines, comme je l'ai raporté dans mes Observations, ce qui est si constant, que le détachement de cet arrierefais pensa causer la mort de la mere, sans le prompt secours que je lui donnai, quoyque l'enfant ne fut pas plus gros qu'une petite mouche à miel; & pour suivre & examiner le sentiment de Kerkeriug quand il parle des os qui doivent être formez à quinze jours, trois, quatre & cinq semaines, qu'il les nomme, & qu'il semble à l'entendre les avoir démontrées, je laisse à juger aux Accoucheurs quels peuvent être les os d'un embrion de cinq semaines, & quelle consistance ils doivent avoir, cet embrion n'étant alors que de la grosseur d'une mouche à miel. C'est neanmoins sur de telles preuves que ces Ovaristes, sans avoir aucune experience des accouchemens, prétendent faire valoir leurs raisons, & faire voir au doigt & à l'œil que la genération ne se peut faire autrement que par le moyen d'un 'œuf. Ces difficultés qui ne souffrent point de réplique font assez connoistre que ç'a moins été un vrai zéle de mettre la verité en évidence, que l'envie de ſe faire un nom dans le monde, par une nouveauté ingenieuſement inventée, qui a porté tant de celébres Medecins, Chirurgiens, Anatomiſtes à adopter l'opinion des œufs qui n'a dans le fond rien de réel, ni de ſatisfaiſant pour tous ceux qui ne ſe payent que d'experiences, & de raiſonnemens appuïez ſur des fondemens ſolides ; & ne ſemble-t'il pas que la queſtion auroit dû être decidée par l'experience qu'en fit M. Lamy ? ce ſçavant homme emprunta pour ſe ſatisfaire les ſçavantes mains de Monſieur Mery, l'un des plus fins, des plus adroits, & des plus excellens Anatomiſtes qu'il y ait eû en France juſques à préſent. Il obtint la permiſſion de faire cette épreuve ſur une femme morte à l'Hôtel-Dieu de Paris, laquelle fut jugée par une vraïe connoiſſance de cauſe, tant par Monſieur Mery que par pluſieurs Sages-femmes, avoit eû des enfans tant par la cicatrice qui eſtoit reſtée à la partie inferieure de la vulve, nommée la fourchette, que par ces eſpeces de rides ou vergetures qui paroiſſent à ſon ventre, ſur laquelle le hazard fit voir par l'ouverture du cadavre que les tubes ne pouvoient satisfaire au mouvement dont les Ovaristes les disent capables. Ils étoient si courts qu'ils ne pouvoient atteindre à l'ovaire : ce qui persuada Monsieur Lamy de la fausseté de ce sistéme, aussi bien que Monsieur Mery, & qui détermina le premier non-seulement à écrire contre ; mais à faire lui-même un Traité de l'Assemblage des deux semences, où la vrai-semblance, la possibilité, & la raison, se trouvent établir de concert cette opinion, en sorte que l'imagination du Lecteur y trouve une entiere satisfaction, en ce qu'il n'y a rien qui l'embarasse ; ce qu'on ne peut pas dire de l'opinion des œufs, en tenant le langage de ceux qui se declarent en sa faveur : pour en être parfaitement instruit, il n'y a qu'à lire ce qui dit Monsieur Dionis de ce tube qui se trouva collé sur la membrane de l'ovaire de cette penduë, par où il prétend prouver que l'état auquel il trouva cette partie, étoit une preuve évidente de l'usage auquel la nature l'a destinée, & qu'il n'y avoit pas longtemps que cette femme avoit usé du coït, au lieu de se persuader comme il auroit pû faire avec beaucoup plus de vraisemblance que c'étoit un vice de conformation, & non pas un dessein prémedité de la nature, n'étant pas probable que cette femme terriblement frappée de sa prochaine destruction fut en état de penser à la propagation de son espece.

Ah que la nature se trouve relâchée dans un temps pareil, & qu'il est aisé de concevoir que ces tubes, restes infortunez des plaisirs criminels, loin de se roidir pour satisfaire à cette voluptueuse intention, doivent être dans une inaction entiere & parfaite. Monsieur Dionis tout grand Anatomiste qu'il est, a-t'il jamais rien trouvé dans aucunes des autres dissections qu'il a faites, qui quadre à ce qui s'est fortuitement rencontré dans le cadavre dont-il parle ? Il est vray qu'il y a des hommes punis d'un pareil suplice, qui meurent la verge extraordinairement tenduë, mais c'est une convulsion causée d'une passion dont jamais homme ni femme conduit au suplice ne furent tentez. Ainsi je suis bien persuadé que les raisons & les experiences que Monsieur Dionis aporte pour prouver la géneration par le moyen des œufs luy sont plûtôt oposées que favorables, & les raisonnemens des autres Auteurs ne m'ont point mieux prévenu en faveur de cette opinion.

Et pour faire voir enfin le peu de fond qu'il y a à faire sur ce qu'alleguent les Ovaristes, il n'y a qu'à consulter Diemerbroeck qui s'est épuisé à force de lire tous les Auteurs, pour raporter leurs sentimens & prouver la génération par le moïen des œufs dans son premier Livre, chapitre vingt-trois, page 371. dans l'endroit où il refute la cinquiéme raison d'Aristote, qui ne veut point que les femmes aïent de semence; cette raison ne prouve rien, dit-il, car ceux qui craignent que le fœtus ne soit offensé par les œufs attirés ou jettés dans la matrice par le coït institué pendant le temps de la grossesse, & qu'il n'en survienne avortement, se trompent en ce qu'ils croïent que dans les femmes groſſes qui ſoûfrent l'aproche de l'homme, il tombe de nouveau, lors du congrés, quelque œuf dans la matrice, ne ſçachant pas que du moment que la femme a conçu, ces voïes demeurent fermées juſqu'au temps de l'enfantement, & au 27. chapitre du même Livre, page 347. il dit que l'orifice de la matrice ſe reſſerre interieurement dès que la conception eſt faite, & pendant tout le temps de la groſſeſſe il demeure exactement joint & bouché par une certaine humeur viſqueuſe, enſorte qu'il ne peut rien entrer dans la matrice ni en ſortir, à moins peut être, que lorſque s'en trouvant dans un embraſſement paſſionné, & recevant la ſemence de l'homme il ſe fait ſuperfetation, mais cela arrive trés rarement; donc elle arrive, ſelon cet Auteur, malgré le terme de peut-être duquel il ſe ſert, & ſitôt qu'il admet la poſſibilité de cette ſuperfetation, quoiqu'elle ſoit rare, & qu'il convient que les voyes de l'œuf ſe trouvent fermées du moment que la femme a conçû, & cela jusqu'au temps de l'enfantement, comme c'est une verité dont on ne peut douter, à moins que d'ignorer qu'il y ait un arrierefais qui étant collé, & occupant tout le fond de la matrice en bouche exactement toutes les ouvertures ; comment donc se fera cette superfetation, si ce n'est par l'assemblage des deux semences sans que l'œuf y ait aucune part, comme cet Auteur le fait voir.

Voilà les contradictions où se jettent ceux qui soutiennent des opinions fondées sur de faux principes, quelque précaution qu'ils prennent, ils ne peuvent empêcher qu'ils ne soient détruits : & cet Auteur faisant en cette occasion un raisonnement aussi faux, il entraine insensiblement dans l'erreur tout ceux dont il a raporté les avis ; & l'on peut dire qu'il s'est donné une grande peine, & beaucoup de soin, pour forger une opinion qu'il pût soutenir tant bien que mal C'est ce qui m'a engagé à ne raporter que le sentiment des chefs & des principaux Protecteurs des œufs, sans membarasser comme a fait Diemerbroeck à raporter les opinions

opinions d'un grand nombre d'Auteurs qui étant tous de sentimens differents, font assez voir le peu de fond qu'il y a à faire, non-seulement sur cet article; mais aussi sur l'usage qu'ils donnent à presque toutes les parties de la generation, tant ces Auteurs les traitent differemment; c'est aussi ce qui m'a fait refléchir serieusement sur l'opinion de ceux qui croïent que la generation doit se faire par l'assemblage des deux semences; mais comme je n'ai fait que l'efleurer dans mon Traité des Accouchemens, il est juste de l'éclaircir davantage, comme je vais tâcher de faire dans le Chapitre suivant.

CHAPITRE II.

De la Conception du Fœtus, par l'Assemblage des deux Semences.

AVant que de parler de la maniere dont on conçoit la generation du Fœtus par l'Assemblage des deux Semences, il faut sçavoir ce que l'on entend par le mot de *Semence*, & ce que les Auteurs en ont dit en general, quand ils ont parlé de celle de l'homme, & de celle de la femme. Diemerbroeck dit que la Semence de l'homme est une liqueur blanche, visqueuse, & écumeuse, qui est separée du sang par le moyen des testicules, & portée par les vaisseaux déferans dans les vesicules seminaires; celle de la femme n'entre point dans cette définition, quoiqu'elle soit de même nature & de la même consistance, ou du moins fort aprochante & qu'elle soit separée de la même maniere par les testicules, neanmoins avec cette difference que celle ci est portée directement dans la matrice, la femme n'aïant point comme l'homme de vesicules seminaires pour lui servir de reservoir: l'une & l'autre de ces liqueurs sont également chargées d'esprits, ainsi que les autres liqueurs qui sont contenuës dans toute l'habitude du corps; mais ces esprits sont considerablement augmentés, quand l'ame les détermine à couler dans ces parties.

Lorſqu'une perſonne eſt frapée du deſir du coït, ou excitée par l'idée de quelque objet, par quelque badinage, ou par d'autres moyens connus de tout le monde, il ſe fait alors dans ſa ſemence une fermentation qui eſt ſuivie d'un gonflement ſi ſubit par le meſlange de ces nouveaux eſprits avec la ſemence, que ſe trouvant contrainte par cette dilatation dans les parties qui la con-contiennent, elle fait un effort, & ſort avec impetueuſe éjaculation que l'on remarque dans les hommes, & produit ce prompt écoulement, dans les femmes.

Comme je n'ai pas jugé à propos d'entrer dans un plus grand détail ſur cette matiere, ni de repeter ce que quantité d'Auteurs ont écrit en parlant des parties qui ſervent tant à la genération du fœtus, qu'à la ſeparation des ſemences de l'homme & de la femme, ceux qui n'en ſeront pas parfaitement inſtruits peuvent voir ce qu'en a dit Monſieur Dionis dans ſes démonſtrations Anatomiques. Je me contenterai de retracer icy ce que les Auteurs ont dit lors qu'ils ont parlé en general de la nature des deux semences, pour faire voir de quelle utilité, ils ont crû qu'elles étoient à la genération du fœtus, sans neanmoins m'atacher à l'opinion generale; mais seulement à quelques sentimens particuliers.

Certains Auteurs ont prétendu que la semence de l'homme n'estoit d'aucune utilité pour la genération; d'autres au contraire ont soutenu qu'elle étoit seule capable de la produire: cette diversité d'opinions a donné occasion à plusieurs histoires qui approchent beaucoup plus de la fable que de la verité. Telle est celle de cette jeune fille qui se trouva grosse pour s'estre mise dans un Bain d'où sortoit un jeune homme qui y avoit répandu sa semence; celle que raporte Monsieur Dionis de la semence d'un homme renfermée dans une fiole & mise dans un fumier, dont s'ensuivit une genération, prouve-t'elle moins ce que j'avance, que celle d'Averroes, à l'occasion de celle qui se fit dans une citroüille? & celle de cette femme dont parle Diemerbroeck qui conçû un fœtus dans son eſtomach, au moyen de la ſemence que Salmuth ſon mary, lui avoit éjaculée, & dont cette femme ſe délivra par le vomiſſement, le fœtus étant encore petit; ces obſervations toutes fabuleuſes qu'elles paroiſſent ſont neanmoins raportées avec des circonſtances, à pouvoir d'autant moins en douter, que l'autorité des Auteurs qui les raportent, n'eſt pas moins conſiderable que celle de ceux qui ont dit que la femme n'avoit point de ſemence, & de ceux qui conviennent au contraire qu'elle en a, mais qu'elle eſt trés ſereuſe; & de ceux enfin qui prétendent qu'elle en en a, qui eſt blanche, écumeuſe, & mucilagineuſe, mais qui eſt froide, & par conſequent de peu d'utilité.

Quoique le premier de ces ſentimens ſoit d'Ariſtote, il n'en eſt pas plus juſte, ce Philoſophe tout éclairé & ſçavant qu'il fut, n'a pas été exemt de ſe tromper en cette occaſion, puiſque rien n'eſt plus ſenſible que ce que ce même Philoſophe déſavouë, les yeux & le toucher en étant de fidelles témoins.

Et pour convaincre ceux qui prétendent que ce n'est qu'une liqeur sereuse, il n'y a qu'à se servir du même moïen pour examiner sa consistance aprés quoy l'on sera persuadé que ces deux sentimens ne se peuvent non plus soutenir que le troisiéme, qui est celui de ceux qui prétendent que c'est une liqueur froide.

Est-il naturel de croire qu'une humeur froide puisse causer un sentiment aussi voluptueux, & un chatoüillement aussi agréable, qu'est celui que la semence fait ressentir au tems de son éjaculation, soit dans le coït, ou dans les pollutions, non-seulement à des femmes mariées, mais souvent à des filles qui malgré la connoissance du peril auquel elles s'exposent, s'abandonnent aux mouvemens de leur passion, comme forcées de se soumettre à la violence, pour ne pas dire à la fureur du plaisir que cause en elles l'écoulement de cette liqueur.

Si l'on doute de ce que j'avance, il ne faut que jetter les yeux sur le grand nombre de familles qui ont fait la triste experience de ce que je dis en la personne de leurs filles, ou de leurs plus proches que cette dangereuſe & ſéduiſante paſſion a jettées dans le déſordre.

Si ce que je dis ne prouvoit pas ſuffiſamment que la ſemence des femmes, loin d'être froide, eſt infiniment plus chaude que celle des hommes, il ne faudroit, pour en convaincre ceux qui en douteroient encore, que leur faire obſerver la ſituation des teſticules de la femme, qui ſont dans la capacité du ventre, & trés proche de la matrice , dans laquelle la ſemence eſt verſée à l'inſtant qu'elle eſt ſeparée du ſang , n'y aïant ni teſticules ſeminaires, ni aucun autre lieu ſenſible pour lui ſervir de reſervoir, au moins n'en a t'on point encore découvert juſqu'à préſent.

Ce n'eſt pas là ſeule difficulté qui ſe rencontre que ce deffaut de teſticules ſeminaires ou de réſervoir chez les femmes pour conſerver cette ſemence ſeparée, & pour la fournir dans le beſoin, l'impoſſibilité ou les plus excellents Anatomiſtes ſe trouvent pour conduire les vaiſſeaux déferans juſques à la matrice, pour y verſer la ſemence, en forme encore une plus grande ; mais quand on voit la ſemence couler hors de la matrice, on ne peut pas douter qu'elle n'y ſoit entrée, ce qui ne ſe peut faire que par les extremités de quelques vaiſſeaux, qui diſparoiſſent aprés cet épanchement, comme il arrive à d'autres vaiſſeaux, & ſur tout aux veines lactées, qui diſparoiſſent dès le moment que l'animal eſt mort, quoique pendant la vie ils ſoient d'une groſſeur conſiderable ; on en voit une autre preuve dans le canal qui porte le chyle dans la ſouclaviere, lorſque l'on fait à propos la ligature de ce canal avant que l'animal meurt, quoique l'uſage de ces vaiſſeaux ait commencé à l'inſtant de leur naiſſance & qu'il ait ſubſiſté juſqu'à la fin de leur vie, à la difference de ces vaiſſeaux ſeminaires, dont l'uſage ne commence qu'à un âge aſſez avancé pour que les parties aïant pris leurs accroiſſemens ou à peu prés, il ſe faſſe pour lors un reſidu du ſuperflu en ces parties, qui loin de pouvoir être priſes dans leur action comme les veines lactées par l'ouverture de l'animal vivant, en ſont entierement privées

privées à l'occasion de la moindre douleur, puisque l'action de ces parties est la suite d'un plaisir complet que la moindre douleur empêche & détruit ; mais ce qui ne peut être justifié par l'experience, ne l'est que trop par la raison, quand l'on voudra bien faire attention à la maniere dont la semence des femmes coule des testicules dans les parastates ou épididimes. L'on a beau chercher l'on ne trouvera non plus de route pour la faire passer de l'un à l'autre que des testicules de la femme dans la matrice, quoique veritablement elle y passe ? Ce qui se remarque encore plus particulierement aux extremitées des arteres par lesquelles le sang coule dans les veines, sans que l'on puisse s'apercevoir par où se fait cette communication. Ce qui montre évidemment que pour prouver que les femmes ont de la semence, il n'est nullement necessaire que cette semence ait un reservoir sensible dans la femme, ni que les vaisseaux par lesquels elle est portée dans la matrice soient apparens ; puisqu'elle coule visiblement par son orifice interieur, & qu'elle sort par le vagin, par les raisons que j'ai raportées ci-devant, quoique opposées aux sentimens d'Aristote. Il n'importe nullement qu'elle soit d'une qualité chaude ou froide, d'une consistance mucilagineuse ou sereuse, parce que quand la génération s'ensuit, c'est une preuve constante qu'elle a les qualités requises & necessaires pour la produire. Il ne seroit pas difficile de faire voir par de bonnes raisons qu'elle est plus chaude que celle des hommes, en ce que les testicules des hommes sont pendans hors du ventre & qu'aprés que la semence y a été separée, elle est obligée de parcourir une longue route par les vaisseaux déferens, qui la portent dans les vesicules séminaires, qui luy servent de reservoir: Ce qui prouve évidemment que la semence des hommes doit être beaucoup moins chaude que celle des femmes.

Ce n'est pas assez d'avoir prouvé que les femmes ont de la semence, que cette semence est blanche, écumeuse, & en quelque façon visqueuse, comme celle des hommes; & que par raport à la situation des testicules, qui la separent du sang, qui y est porté par les arteres spermatiques, elle doit être plus chaude que celle des hommes; & que cette semence est chargée d'esprits comme le sont toutes les autres liqueurs du Corps humain, que ces esprits venans à s'augmenter par une détermination de l'ame au tems du coït, causent dans la semence une fermentation qui fait qu'elle se gonfle de telle maniere qu'elle est forcée de sortir avec impetuosité : Il faut faire ensorte de concevoir de quelle maniere ces semences sont reçûës dans la matrice, & comment la formation du fœtus en peut être la suite.

La semence de l'homme étant éjaculée dans le coït au dedans de la matrice, lorsque celle de la femme vient à y tomber, l'orifice interieur de cette matrice le resserre à l'instant ainsi que tout son corps qui sert comme de moule à ces deux semences réunies, dont la superficie devient aussi-tôt membraneuse, & prend la figure d'un œuf sans coquille ; ce qui à mon sens, prouve parfaitement cette union, c'est qu'elle est suivie d'un sentiment plus voluptueux que dans les autres temps ou l'on use du coït : La femme souffre alors un leger frisson avec quelque peu de douleur vers le nombril, & il ne coule rien des parties basses ; & l'homme de son côté ressent un sucement à l'extremité du gland, qui ressort sec aussi bien que toute la verge, preuves assurées & constantes de l'assemblage des deux semences, d'où s'ensuit cette figure d'œuf sans coquille, mais revêtu d'abord d'une simple pellicule, qui par aprés devient cette membrane qui sert à contenir ces eaux, le fœtus & le cordon, dont les extremités des vaisseaux qui le composent, venant à se diviser en quantité de rameaux, percent cette membrane, pour s'aller joindre à ceux qui fournissent le sang qui couloit chez la mere au tems de ses menstruës dans l'interstice desquels il se forme une espece de chair parenchimateuse qui leur sert de soutien, & qui s'acroît à mesure, que cette eſpece d'œuf s'augmente ſans garder d'égalité dans ſa grandeur, eſtant aux unes plus grand, aux autres moins, & aux autres trés petit ; c'eſt ce que l'on appelle arriere-faix, il commence à ſe former avec le reſte ; ce qui eſt ſi vrai que j'ai accouché une femme qui n'étoit groſſe que de cinq ſemaines, & qui en avoit déja un ſi conſiderable, qu'elle ſeroit morte d'une perte de ſang cauſée par la rupture de quelques uns de ſes vaiſſeaux, ſi je ne l'euſſe promptement ſecouruë, en achevant de détacher l'arrierefais;ce qui prouve qu'il y en avoit un, qui commençoit à ſe former en la partie ſuperieure, d'une eſpece d'œuf ſans coquille des plus petits, dans lequel je trouvai un fœtus de la groſſeur d'une mouche à miel.

Quand je dis que la ſemence de l'homme étant éjaculée dans la matrice de la femme dans le temps même que celle de la femme vient à y tomber, que ces deux ſemences ſe joignent & s'uniſſent enſemble ; que pour preuve de cette union, il s'enſuit un ſentiment plus voluptueux que dans les autres temps où ils auront usé du coït; que la femme souffre un leger frisson, avec quelque sentiment douloureux vers le nombril, & qu'il ne coule rien des parties basses; enfin que l'homme ressent un succement à l'extremité du gland qui ressort sec, ainsi que la verge entiere, & que ce sont les preuves les plus assurées de l'assemblage des deux semences dont s'ensuit la genération. Je n'entends pas en faire une regle generale, puisqu'il y a beaucoup plus de femmes qui ne s'aperçoivent pas de toutes ces marques, qu'il n'y en a qui les ressentent, les vaisseaux spermatiques sont distribuez de maniere, qu'il y en a une partie dont les rameaux sont partagez de telle sorte qu'ils coulent le long des membranes de la matrice jusques aux parties inferieures & exterieures de son orifice interieur; par l'extremité desquelles il s'échape quelque portion de semence, outre que les glandes du vagin fournissent sans cesse une liqueur visqueuse, qui fait qu'elles ont le sentiment moins vif, & que la verge de l'homme en reſſort toûjours humide ; ce qui n'empêche pourtant pas que la plus grande partie, & la plus ſaine portion de la ſemence de la femme ne tombe dans la matrice, & que celle de l'homme venant à s'y joindre la conception ne s'en ſuive,ſans qu'il ſoit neceſſaire que l'orifice interieur de la matrice ſe reſſerre plus qu'à ſon ordinaire pour contenir ces deux ſemences aſſemblées. Car à l'inſtant même de cet aſſemblage, il ſe forme un corps qui par ſes parties viſqueuſes & branchuës s'unit & s'attache en quelque façon à la partie ſuperieure du fond de la matrice, à quoi la contraction de ce même viſcere contribue particulierement.

Ce n'eſt que par une longue experience que j'ai acquiſe ſur cette matiere, que je parle ainſi de la génération. Mais comme la bienſéance ne me permet pas de m'expliquer davantage, & que quelque choſe de plus dangereux m'empêche de m'étendre autant que je le pourrois pour prouver que l'orifice interieur ne ſe reſſerre point de la maniere dont les Auteurs, l'ont prétendu, je me servirai de deux ou trois observations pour prouver ce que j'avance, quand je dis que tous les Auteurs depuis Galien jusques à présent se sont trompés, quand ils ont assuré que l'orifice interieur de la matrice, se resserroit aprés la conception d'une maniere à n'y pouvoir pas introduire une aiguille la plus fine.

OBSERVATION.

En l'année 1688. le 12. Decembre une Dame entrant dans une des Chambres de son logis, trouva un jeune homme avec sa servante, non en flagrant délit, mais tous deux si déconcertez, que rien n'étoit plus facile que de comprendre la cause de leur embaras. Cette Dame fut si bonne qu'elle ne voulut point chasser cette servante, dont les ordinaires parurent huit ou dix jours aprés. Il ne lui pouvoit rien arriver de plus favorable pour sa justification, que cet accident : mais par malheur il fut suivi peu aprés d'un dégoût pour la ſoupe & la viande avec les vomiſſemens qui ôterent à cette pauvre fille tout moïen de ſe deffendre, Sa maîtreſſe me l'envoya pour l'examiner & lui en dire mon ſentiment. C'étoit une fille groſſe, graſſe & jeune: Je la touchai pour voir ſi je trouverois l'orifice interne reſſerré ou dilaté ; mais l'aïant trouvé tout entr'ouvert à pouvoir y introduire mon petit doigt, je ne balençai pas à aſſurer cette Dame que ſa ſervante n'étoit pas groſſe, vû même que ſes ordinaires avoient paru depuis aſſez peu de temps qui étoit juſtement le tems où elle devoit les avoir, dont j'eus pourtant un beau démenti trois mois aprés, par l'augmentation viſible de ſon ventre & le mouvement de ſon enfant qui leverent tout ſujet de douter encore de ſa groſſeſſe qui étoit de ſept ſemaines, lors qu'elle me fut envoyée pour la viſiter. Mon erreur ne vint que d'un trop grand attachement pour le ſentiment de tous ceux qui ont écrit des Accouchemens, mais je m'en ſuis bien corrigé depuis, comme on le verra par les deux Obſervations ſuivanres.

OBSERVATION.

En l'année 1703. deux filles dans une même semaine vinrent me consulter sur leur état, dans la pensée qu'elles étoient grosses d'environ deux mois chacune, dont je ne les pû assurer qu'en les touchant, & encore est-ce une chose d'une décision bien équivoque dans une grossesse si peu avancée. Je les touchai donc, & j'en trouvai une qui avoit l'orifice interieur plus gros qu'il n'auroit dû être, mais sans être en aucune façon resserré nonobstant quoi je la jugai grosse, & l'autre qui avoit ce même orifice beaucoup plus menu & resserré que j'assurai ne l'être point, ce fut par cette même raison que je détrompay la Dame qui avoit commis cette pauvre petite malheureuse à mes soins qui fait le sujet d'une autre observation à qui je fis voir qu'elle n'étoit point grosse, quoique certifiée par un Accoucheur & plusieurs Sages femmes, ce qui fait voir combien les Anciens se sont abusés, quand ils ont assuré que la clôture de l'orifice interieur de la matrice eſt ſi exacte, qu'on n'y peut pas introduire une aiguille des plus fines, puiſqu'il n'y a point de ſonde qui ne puiſſe y être introduite ſans peine.

REFLEXION.

Il eſt aiſé de juger par ces obſervations, que la plus eſſentielle & aſſurée marque que l'on puiſſe avoir de la groſſeſſe d'une femme dans ſon commencement, conſiſte en ce que l'orifice interieur eſt plus ou moins gros ſuivant le temps qu'elle eſt groſſe, parce que dés le moment qu'une femme a conçû, la matrice commence à s'étendre & à s'épaiſſir en même temps, & qu'elle augmente à proportion que le corps qu'elle contient groſſit, ce qui ſe continue juſqu'à ſon orifice interieur qui n'en étant pas moins ſuſceptible que le reſte de ſon corps, fait par cette augmentation juger que la femme peut être groſſe, & plus cet orifice interieur eſt gros & plus il eſt aiſé à dilater, & cette dilatation ſe peut faire à proportion de la grosseur du corps qui est contenu au-dedans de la matrice, au contraire de la femme qui n'est point grosse, à laquelle l'on trouve cet orifice petit & serré : ce fut, comme je l'ai dit, la preuve constante que j'eus que cette petite fille de dix ans n'étoit point grosse.

Ce sont ces fortes raisons qui me font assurer, que l'orifice interieur au lieu de se resserrer comme il le doit incessamment aprés la conception, plus qu'en tout autre temps, qu'il est au contraire susceptible d'une dilatation telle que je le dis & quoique pour conformer mon premier sentiment, à celui de tous les Auteurs qui m'ont précedé, je sois convenu que rien ne sortoit de la matrice dès le moment que la femme avoit conçû, je suis aujourd'huy grandement détrompé de cette erreur, jusqu'au point même de ne pouvoir comprendre comment M. M. peut convenir de ce prétendu resserrement de l'orifice interieur, lorsqu'il convient que les fleurs blanches ausquelles quantité de femmes sont sujettes, ne sont pas seulement fournies & entretenues par les vaiſſeaux qui ſervent à l'écoulement des menſtrües, mais qu'elles viennent auſſi de toute la ſubſtance interieure de la matrice ; pretend-il que cette liqueur blanche que quelques femmes rendent de la maniere qu'il le dit, ſe ſuprime dés le moment que les ſemences ſont receues au dedans de la matrice, & qu'elles ſe ſont aſſemblées pour fai- la génération, j'y ſouſcrirois volontiers moi-même, tant j'ay de defference pour ſon grand ſçavoir, s'il n'accuſoit pas comme il fait, toute la ſubſtance interieure de la matrice, de fournir une partie de cette liqueur, & qu'il s'en tint aux ſeuls vaiſſeaux par leſquels les menſtrües coulent, dans la penſée que par une merveilleuſe intelligence ils peuvent changer de route, comme le dit cet Auteur, ainſi que doit faire le ſang à quelques femmes lorſqu'elles ſont groſſes, mais de croire que la ſubſtance interieure fourniſſe cette liqueur, dont l'écoulement continüe nonobſtant la groſeſſe ; & vouloir avec Mr. M***.

que cet orifice interieur se reserre, ensorte qu'il n'en puisse rien sortir, & que cet écoulement se fasse à l'instant une autre route, c'est ce que je ne puis comprendre. Au contraire je suis persuadé que dés le moment que les deux semences sont receues & assemblées, il se fait une espece de corps en forme de coagulum qui en même temps doit s'attacher au fond de la matrice, & ne reçoit aucun préjudice du peu d'ouverture qui reste à l'orifice interieur, capable seulement de laisser couler le peu de liqueur apelée fleurs blanches, qui selon Mr. M*** doit être fournie par la substance interieure de la matrice, à l'exclusion des vaisseaux dont il convient que la route se peut changer & continuer cet écoulement de même que ceux des femmes grosses, qui fournissent le sang à celles qui ont leurs menstrües plus ou moins de temps pendant leur grossesse, que je ne crois pas non plus, si absolument venir toûjours par lesvaisseaux qui aboutissent à l'extrémité exterieure de l'orifice inrieur, qu'il ne ſe puiſſe auſſi trouver quelque petits rameaux, qui n'étant fermez par l'arierefais que dans un certain temps de la groſſeſſe, peuvent fournir alors ce que l'on voit venir à quelques unes qui ſont directement du dedans de la matrice; Ce qui doit être d'autant moins difficile à croire que l'on voit souvent des femmes avoir des legeres pertes de ſang, depuis le commencement de leur groſſeſſe, juſques à un certain temps, ſans que ces legeres pertes aïent aucun mauvais ſuccés, quoiqu'il ſoit tres conſtant, que ce ſang ſort directement du dedans de la matrice, ainſi que les fleurs blanches auſquelles quantité de femmes ſont ſujettes pendant toute la durée de leur groſſeſſe, quoiqu'elles n'en euſſent auparavant reſſenti aucune atteinte, mais qui pour lors en ont à un tel excés qu'elles en ſouffrent de tres grande incommodités, outre celles dont je parle qui en ſont continuellement incommodées.

Ce qui prouve évidemment que l'orifice interieur ne ſe reſſerre pas comme les Auteurs l'on dit depuis Galien, & même avant lui jusques à Mr. M*** & que dès le moment que la femme devient grosse, cet orifice interieur se grossit ensorte que sa circonference forme une espece de petit bourlet, qui dans la suitte s'étend peu à peu, & forme avec tout le corps de la matrice, une espece de Balon dans la circonference de laquelle il se perd si absolument, qu'il ne se trouve que rarement à l'extrémité du vagin, étant pour l'ordinaire plûtôt vers le coccix ; au contraire de celui de la femme, qui n'est point grosse, que l'on trouve plus menu, & parconsequent plus serré, & moins susceptible de dilatation que l'autre.

C'est une des plus fortes raisons que les Ovaristes puissent alleguer, & une des plus vrai-semblables, pour justifier que l'œuf est le principe de la géneration par raport à la figure que ces deux semences prennent immediatement aprés la conception, comme on le voit par l'ouverture du corps d'une femme nouvellement grosse, ou à l'occasion

ſion d'un accouchement avancé de la nature de celui que je raporte. Mais cette vraie ſemblance s'explique d'elle-même, en faiſant reflexion qu'au moment que la matrice ſe reſſerre pour embraſſer les deux ſemences, elle forme une cavité ronde & oblongue, ce qui eſt le vrai moule d'un œuf, & qui determine par conſequent la figure que doivent prendre les membranes pour ſervir d'envelope au fœtus & aux eaux. Et d'autant plus que cette contraction ou ce reſſerrement de la matrice, ferme ſi abſolument les bouches ou les ouvertures des tubes du côté de la matrice, qu'il n'en peut rien ſortir, pendant qu'en même temps elle oblige par une douce violence les vaiſſeaux ſpermatiques à ſe vuider, à quelques particules de ſemence prês, qui paroiſſent ne reſter que pour unir & attacher par le moyen de leurs parties rameuſes & branchues l'aſſemblage de ces ſemences au fond de la matrice, ſans quoi il s'en feroit une précipitation vers l'orifice interieur, qui laiſſeroit un vuide entre elles & le fond de la matrice, qui seroit un obstacle invincible à l'union de l'un avec l'autre, je veux dire, de cette figure d'œuf, avec la matrice.

Mais autant qu'il est nécessaire que cette contraction soit complette, & qu'elle embrasse absolument tout le corps des deux semences sans y laisser de vuide, autant est-il avantageux qu'elle ne surpasse pas cette juste proportion, pour ne pas donner occasion à un accident opposé au précédent, en poussant par une violence outrée les semences au dehors par la necessité où l'orifice interieur se trouveroit exposé, s'il étoit forcé de s'ouvrir, & de les laisser échaper. Je ne pretends pas pour cela en dispenser les ouvertures des tubes, qui sont de grandeur à y pouvoir introduire une sonde quoique petite : Et comme de tous ceux qui ont parlé de la génération, pas un seul n'a dit qu'elles se ferment aprés la reception soit de l'œuf ou des semences, je suis tres persuadé qu'elles seroient autant ou même plus disposées à les laisser échaper, que cet orifice interieur, eû égard à cette exacte clôture, que generalement tous les Auteurs disent ne pouvoir permettre l'entrée d'une aiguille la plus fine; de sorte que la semence qui tombe dans la matrice par des vaisseaux si petits qu'aucun Anatomiste ne dit les avoir demontrez; comment donc cette semence tienderoit-elle contre cette contraction, pour peut qu'elle fût violente, sans s'échaper par les ouvertures des tubes, & s'épancher dans le ventre, si la nature prudente n'en fermoit pas l'entrée par cette même contraction, ensorte qu'il ne puisse rien sortir, ni par les tubes, ni par l'orifice interieur?

La matrice s'étant donc contractée autant qu'il est nécessaire, pour servir comme de moule à ces deux semences assemblées, dont la superficie devient membraneuse, & prend la figure d'un œuf sans coquille, dans lequel se forme le fœtus avec le cordon & les eaux, de maniere que cet assemblage des deux semences contenu dans cet œuf venant à se déveloper & à s'arranger suivant les principes que renferme chacune de leurs particules, elles forment les parties à la construction desquelles elles sont destinées; ainsi soit que ces semences unies soient conjointement ou séparement, ce qui ne se peut, être chaudes, froides, épaisses, ou liquides, ou de telle autre qualité que l'on puisse imaginer, il est tres sûr qu'elles leur sont nécessaires puisque la Génération s'en ensuit.

Ce seroit en vain que l'on voudroit expliquer comment la nature agit pour composer ce tout en géneral ou ces differentes parties en particulier; C'est un mistere qui n'a pû jusques àpresent être bien penetré; Et quoique Mr. Lamy paroisse l'avoir mieux developé qu'aucun autre, quand on examine, ce qu'il en a dit, on a encore beaucoup de peine à découvrir comment ces differentes particules de la semence se débarassent les unes des autres, se separent, ou s'assemblent, selon la disposition qu'elles ont à former la tête, la poitrine & le ventre inferieur, avec tous les differens visceres qui sont contenus dans ces trois cavitez principales : De maniere que l'on ne peut trop admirer le merveilleux arrangement que prennent tant de particules differentes pour former tant de ressorts qui obtiennent en peu de temps leur derniere perfection dès le moment que ces deux semences se sont réellement & éffectivement assemblées & unies ensemble : effet surprenant que l'on peut comparer à ce qui arrive à un fondeur expert qui par un seul jet de fonte produit en fort peu de temps une statue à laquelle il ne manque rien ; Mais ce jet de fonte n'a pû faire éclore cette production dans toute sa perfection, à moins que l'Artiste n'ait sçû faire àpropos le mélange des matieres qui composent sa fonte, afin de la rendre par la fusion capable de couler jusques aux extrémitez du moule, de maniere que toutes les parties se trouvent formées, sans qu'il y en manque aucune.

C'est par le secours d'un mélange tout semblable que la nature accomplit la Géneration du fœtus. Et pour en être convaincu, il n'y a qu'à considerer que cette liqueur qu'on appelle semence, ne se separe chez les jeunes hommes & les jeunes filles, que dans un âge assez avancé, pour que les parties du corps en géneral, aïant à peu prés atteint leur dernier degré de perfection, n'aïent plus un si grand besoin de leur nourriture ordinaire: ce qui produit chez les uns & les autres quelque chose de superflu; Et cette superfluité est proprement la semence, qui venant à couler dans le sang, est portée par les artéres spermatiques aux testicules, où elle est separée & dechargée par les vaisseaux deferens dans les vesicules seminaires, pendant que le sang est reporté par les veines spermatiques d'un côté dans l'émulgente, de l'autre dans le tronc de la veine cave; Aprés cela l'on sera convaincu que toutes les parties du corps fournissent également leur contingents pour en former un corps tout ſemblable à celui qu'elles compoſent.

C'a été ſur ce principe que l'on a prétendu qu'un homme qui auroit un bras ou une jambe coupée, devroit par conſequent engendrer un enfant de la même maniere, auſſi bien qu'un boiteux, un borgne, ou un boſſu : Mais cette difficulté eſt des plus faciles à lever. Pour cet effet il n'y a qu'à faire réflexion que les vaiſſeaux ſe diſtribuent également dans leur bifurcation à une jambe ou a un bras coupé, comme à l'autre qui ſubſiſte, & qu'ils portent de même le ſang & la nouriture : Mais que ſe trouvant une écluſe que forme la cicatrice du moignon, ce ſang ſembleroit être comme forcé de retourner plus vîte que celui de la jambe qui ſubſiſte, & n'aïant par conſequent pas tant de beſoin de nourriture que l'autre, il ſe trouveroit qu'au lieu de faire une jambe de moins il devroit au contraire fournir de la matiere pour en faire une plus forte, & ainſi du bras. Enſorte que ſi il manque un bras, une jambe, un pied, une main, les deux bras, les deux jambes en tout ou en partie, les doigts, une portion de la tête, comme la partie superieure du crane, les yeux, le nez, la bouche, ou la tête toute entiere, la verge, les testicules, le fondement clos, une vulve non perforée &c. Ce n'est pas comme il est facile à comprendre qu'il manque une pareille partie au pere ni à la mere, mais cela est arrivé par un deffaut de semence qui a pêché dans sa quantité : De la même maniere qu'il arrive au Fondeur dans le jet qu'il fait d'une statue, qui ne sera jamais complette quelqu'experience & quelque intention qu'il ait de rendre son ouvrage parfait, si la fonte n'est pas dans la quantité requise.

Quand je parle de la sorte, ce n'est qu'en suivant mes experiences, n'y ayant aucunes de ces parties que je n'aye veües manquer à des enfans dont j'ai accouché les meres, ainsi que je le raporte dans mon traité des accouchemens ; Sans que j'aye veu une seule fois que le pere

ou la

la mere ou d'aucun de ces enfans maléficiez, eussent le même défaut Cela suffit pour resoudre une difficulté que je ne propose ici qu'aprés qu'elle m'a été objectée.

Si l'on n'est pas satisfait de ce raisonnement, l'on peut faire attention à l'effet que produisent souvent les esprits irritez dans les sujets à qui l'on a été obligé de faire l'amputation de quelque partie. Ces esprits coulant par les nerfs, qui sont également distribuez comme les veines, donnent souvent occasion à ces personnes mutilées de se plaindre de douleurs vives & piquantes qu'ils prétendent souffrir aux parties mêmes dont ils sont privez, d'où peut proceder ce sentiment doulouteux dont ces personnes se plaignent, si ce n'est des esprits, qui étant comme auparavant déterminez par le cerveau à porter le sentiment & le mouvement dans ces parties, se trouvent interceptez dans leur route, y séjournent, s'y aigrissent, & produisent ce sentiment douloureux? Ce qui fait voir que les esprits ne sont pas moins distribuez par le cerveau pour couler dans la jambe coupée, que dans celle qui subsiste, aussi bien que dans toutes les parties de cette jambe coupée ; & ainsi du bras en general, & de toutes les parties en particulier ; d'où il reflüe une portion lors du coït, de même que la portion qui compose la semence de la maniere qae je l'ay cy-devant expliqué.

Si l'on juge que cette opinion soit refutée avec une parfaite connoissance de cause, celle d'un pere boiteux que l'on croit devoir engendrer un enfant boiteux n'est pas moins frivole Et par quelle raison la nature qui va toûjours droit à son but, pourroit-elle s'oublier jusqu'à un tel point ? Car ce pere boiteux peut n'être pas venu tel au monde, & quand même il seroit né boiteux par un vice de la premiere conformation, qu'il auroit peut-estre été facile de redresser, s'ensuivroit-il de là qu'un fils qu'il auroit engendré dût être tel ? puisque ce vice ne consiste souvent que dans le dérangement des os, qui ne devant pas en estre moins sains, ne doivent pas fournir un suc vitié pour la formation de son enfant. Ce que je dis de ce boiteux, se peut dire du borgne & du bossu.

Je n'en puis pas dire autant des peres ou des meres sujets à des indispositions qui dépendent de la mauvaise disposition des humeurs; telles que sont la goûte, les écrouelles, & tant d'autres maladies facheuses: en ce que le vice est dans le sang, & dont le mauvais levain se communique du pere au fils. C'est une forte raison pour se persuader que la géneration se fait de l'assemblage des deux semences, à la difference de celle qui se doit faire par le moyen de l'œuf, où il n'entre de la semence du pere que la partie la plus subtiles & la plus spiritueuse, car il semble que cette partie si subtile & trés épurée ne devroit pas porter avec elle ni contenir aucune malignité; mais bien le corps de la semence ou sa matiere mucilagineuse qui peut beaucoup mieux conserver ce qu'il y a d'impur pour le communiquer dans son temps, à la production qui resulte de cet assemblage.

Quoique l'assemblage de ces deux semences ne doive former qu'un corps pareil à celui qui les fournit, neanmoins il s'en forme souvent deux, quelques fois trois, & même un plus grand nombre, lorsque le hazard place tellement dans la matrice differentes portions de cet assemblage que leurs arrierefais puissent recevoir des vaisseaux assez considerables pour porter à chacune de ces portions une égale quantité de sang propre à leur donner une nouriture suffisante. Ils se trouveront tous égaux au tems de leur naissance, mais si par hazard quelqu'un de ces arrierefais se trouve placé de maniere qu'il ne reçoive de la matrice que de foibles vaisseaux, les autres arrierefais étant mieux placez pour en recevoir de plus considerables, le fœtus qui tirera sa nouriture de ces foibles vaisseaux, sera aussi plus foible, & moins gros que celui qui tirera sa substance d'un arrierefais mieux conditionné ; & ne sera regardé (supofé que la mere accouche de ces deux enfans au même temps) que comme fait aprés coup & quelque temps aprés.

Je ne suis pas surpris que les Anciens aïent parlé si peu juste de la nourriture du fœtus au ventre de la mere ; mais je le ſuis beaucoup que Diemerbroeck ait dit qu'il ſe nourit les premiers mois du reſidu de la ſemence de ſa mere. Il n'étoit pas neceſſaire de rechercher avec tant de ſoin, les ſentimens d'un ſi grand nombre d'Auteurs, pour faire voir que le ſien étoit entierement opoſée à la raiſon & à l'experience, puiſqu'il eſt conſtant que le fœtus ne prend de nourriture au ventre de ſa mere que par le ſeul cordon de l'ombilic, dès le moment qu'il eſt formé, quelque petit qu'il puiſſe être ; parce que s'il n'en a beſoin que d'une goûte par jour, il n'en recevra qu'une goûte ; deux obſervations que je raporte de quelques enfans qui n'avoient point de bouche & qui neantmoins étoient aſſez gros & bien nourris quand ils ſont venus au monde, & celles que M. Mauriceau raporte d'un enfant gros & gras qui vint au monde ſans tête prouvent inconteſtablement que le fœtus ne ſe nourrit point par la bouche. Mais comment cet Auteur auroit-il pû parler autrement, puiſqu'il croyoit que le cordon ne ſe formoit qu'aprés la formation du fœtus & de l'arrierefais: Opinion également erroncée, qu'il est] étonnant qu'un Anatomiste aussi moderne ait pû adopter, vû surtout qu'il se vante d'avoir vû plusieurs avortons qui auroient dû l'en détromper.

L'ame étant donc frapée du désir du coït détermine les esprits si vivement, & en si grande quantité à couler dans toutes les parties du corps, qu'il semble que la substance corticalle du cerveau se resserre, & se comprime pour satisfaire à son intention, afin que toutes ces parties joüissent de ce sentiment voluptueux; ensorte qu'étant toutes abondamment pourvûës d'esprits il se fait un transport du superflu, à celle de la generation, par la quantité qu'elles en reçoivent, pour satisfaire, tant à l'intention de la nature, qu'à l'action à laquelle elle sont destinées.

Mais si l'on regarde ce plaisir comme le plus vif & le plus piquant que l'homme puisse goûter, c'est un plaisir de trés peu de durée, puisqu'il finit presque aussi-tôt qu'il commence & que celui qui en a joüy le paye avec usure à la foiblesse & l'accablement où il se trouve, & ses forces ne se réparent qu'aprés qu'il s'est formé d'autres esprits pour réanimer toute l'habitude du corps qui s'en trouve fort dépourvuë aprés cette action. Cette consideration doit faire connoître à tout homme sensé, combien il lui importe d'être reservé sur ce Chapitre, l'intemperance dans l'usage de ce ragoût voluptueux, étant tout à fait opposée à sa conservation.

Si ceux qui prétendent que la sémence est composée d'un nombre infini de vermisseaux faisoient attention que c'est une liqueur d'une consistance visqueuse & mucilagineuse, dont les particules rameuses & branchuës, sont trés capables d'engager entr'elles quantité d'esprits qui pour la préparer au coït se sont embarassez dans sa substance, & dont ils ne peuvent se détacher qu'à peine, & aprés plusieurs efforts qui mettent en mouvement ces particules, qui sont de figure longue & ronde assez semblable à celle des vers; ils ne se laisseroient pas si aisément surprendre à ces apparences trompeuses, que le miscroscope leur represente, au moïen dequoi ils s'imaginent que ces particules de la semence ainsi muës sont autant de vermisseanx. Cela ne se rencontre pas de même dans le sang, quoiqu'il soit trés constamment rempli d'esprits : mais comme ces esprits ne sont pas enchainés dans la substance du sang, comme dans celle de la semence, parce que ces deux liqueurs sont d'une composition bien differente, ils s'en débarassent avec plus de facilité ; ce qui fait que les particnles du sang ne sont pas sujettes à de pareils mouvemens.

Si l'on veut s'assurer de ce que je dis par un exemple qui viènne parfaitement au fait, il ne faur qu'examiner ce qui arrive à une bête fraichement tuée, soit bœuf, veau, ou mouton. L'on verra que le sang de cet animal se coagulera au lieu même où il aura été répandu, soit à terre ou dans quelque vaisseau, sans que l'on y remarque aucun mouvement : parce que ses particules étant d'une figure ronde, elles laissent aisément échaper les espris qu'elles contiennent ; à la difference des parties nerveuſes & membraneuſes, que l'on voit ſe mouvoir encore long-temps aprés la mort de l'animal, quoiqu'on l'ait coupé par quartiers. Ce qui vient de ce que ces parties membraneuſes preſentent un obſtacle à la ſortie de ces eſprits, qu'elles tiennent comme enchainés, & qui ne ſe débaraſſent qu'aprés un certain tems.

Peut-on dire en voyant ces mouvemens ſe paſſer de la ſorte, que ces parties d'animaux ſoiênt vivantes ? Ce mouvement n'eſt que l'agitation des eſprits qui cherchent à ſe débaraſſer pour ſe procurer la liberté ; de la même maniere que font ceux qui ſont contenus dans les particules rondes, longues & menuës, en forme de petits vers, qui compoſent le corps de la ſemence, mais qui ne ſont rien moins que des inſectes de cette nature, quoiqu'ils en ayent à peu prés la figure & le mouvement.

Ceux qui ſont perſuadez que le vers eſt le principe de la géneration ne conviennent pas de ce que je dis, mais j'oſe me flater au moins qu'ils conviendront que mon opinion eſt assez probable, & que dans une matiere aussi épineuse qu'est celle de la géneration, il est permis à tout le monde de penser & même de raisonner selon ses connoissances & sa propre experience.

Pour bien comprendre de quelle importance est cette matiere, il faut examiner ce qu'en disent, Galien & Harvée; ces deux Auteurs, quoique d'opinions bien opposées, l'un étant pour l'assemblage des deux semences, & l'autre pour les œufs, s'accordent neantmoins parfaitement sur l'impossibilite qu'il y a de bien déveloper cette difficulté, que le saint homme Job compare à celle de nombrer les étoilles du ciel, les grains de sable de la mer, & les brins d'herbe qui sont sur la terre.

CHAPITRE III.

De la Superfetation.

LA superfetation, selon les Auteurs, est une seconde generation qui se fait plus ou moins longtemps aprés la premiere, quelque erreur qu'il y ait dans la possibilité de cette prétenduë superfétation, je n'aï encore trouvé aucun Auteur qui n'en ait parlé comme d'une chose qui ne laisse aucun doute aprés elle, s'étant tous tellement suivis à la piste, qu'il n'y en a eû aucun qui ait pensé à se détromper quoiqu'il n'y ait rien de plus facile pour peu que l'on veuille y faire d'attention. Car soit que l'on admette la generation par le moïen de l'œuf, ou par le mélange des deux semences, elle se trouvera également impossible, puisque l'arriere-faix tapisse si exactement toute la face interieure de la matrice, que les canaux des trompes par où l'œuf devroit sortir, & les vaisseaux spermatiques déferans qui y versent la semence, se trouvent également bouchés, aussi bien que l'orifice interne de la matrice par où la semence de l'homme y doit être portée. Quelle route tiendra donc cette semence, pour communiquer la fécondité à l'œuf le faire détacher de sa grape, passer au travers de la membrane du testicule entrer dans la trompe, & être ensuite raporté dans la matrice, puisque le passage en est fermé; ou comment pourra-t'elle se joindre à celle de la femme, afin que cet assemblage produise une generation, vû que l'entrée de la matrice leur est également interdite des deux côtez, je veux dire tant de la part du fond de la matrice, que du côté de son orifice interieur? Comment donc ces Auteurs prétendent-ils que cette superfétation se puisse faire, puisque la raison & l'experience y sont également oposées; & que lorsque dans un Accouchement de deux ou de trois enfans, il s'en trouve un beaucoup plus petit que l'autre, cela ne vient que de ce que l'arrierefaix de celui-cy ne reçoit sa nourriture que des petits vaisseaux, au lieu que l'autre occupe la meilleure partie du fond de la matrice, auquel aboutissent les plus considerables, ce qui est cause par consequent que l'on emporte beaucoup plus de nourriture que l'autre, & devient necessairement beaucoup plus fort & plus grand, comme on le verra dans les observations suivantes.

OBSERVATION.

Le 19. Avril 1713, je fus prié d'aller à Caën pour voir une femme accouchée depuis quatre jours, qui étoit tourmentée de douleurs auſſi fortes & auſſi frequentes que celles qu'elle avoit reſſenties pour accoucher. Elle me dit qu'elle avoit ſenty remuer ſans ceſſe dans ſon ventre comme elle avoit fait avant ſon accouchement ; ce qui avoit engagée la Sagefemme à la toucher pluſieurs fois, ſans qu'elle eût rien trouvé, & que ſi ce n'étoit que ſon ventre étoit trés plat, & par conſequent fort different de l'état où il étoit avant ſon accouchement, elle croiroit avoir encore un enfant. Ces raiſons mengagérent à luy toucher le deſſus du ventre, auquel ne trouvai que cette groſſeur ſemblable à une boule, que la matrice forme pour l'ordinaire aprés la ſortie de l'enfant & de l'arrierefaix J'en ſerois demeuré là, ſi les continuelles douleurs qu'elle reſſentoit ne m'euſſent porté à vouloir m'en éclaircir par des moyens plus aſſurez. J'i...

troduisis pour cela mes quatre doigs l'un aprés l'autre dans le vagin, & ensuite dans la matrice avec lesquels j'ouvris les membranes qui contenoient les eaux d'un enfant, que j'attirai par les pieds en trés peu de temps bien vivant, mais pas plus gros qu'un fœtus de quatre à cinq mois. Je délivrai la mere d'un trés petit arrierefaix, elle se porta bien en peu de jours, mais l'enfant mourut presque aussi-tôt qu'il fut au monde.

REFLE'XION.

Cette femme ne soûfrit point de perte de sang ordinaire, aprés avoir été accouchée de son premier enfant, quoique l'arriere-fais fus trés gros, & qu'il lui fût resté un second enfant avec son arriere-fais & ses eaux, qui devoieut tenir la matrice fort tenduë, & par consequent les extrémitez des vaisseaux ausquels ceux de l'arriere-fais de ce premier enfant étoient attachez trés ouverts: Ce qui pourtant n'arriva pas, puisque ce ne fut qu'à l'occasion des nouvelles douleurs qu'elle ſoûfroit, que j'y fût appellé, ſans quoi eet enfant auroit pû reſter encor quelques mois au ventre de ſa mere. comme il y étoit reſté quelque jours ſans qu'elle en eût ſoûfert aucun accident, puiſque la perte de ſang qui étoit le plus à craindre n'étoit point arrivée contre l'ordinaire, ce qui fait connoître qu'il eſt d'une neceſſité indiſpenſable que le Chirurgien ou la Sagefemme vuide autant qu'il eſt poſſible la matrice de tout ce qui peut y être contenu, ſans quoi la perte de ſang eſt tellement à craindre, que je raporterai deux Obſervations de femmes qui en ſont mortes, auſquelles je n'ay trouvé d'autre cauſe de ces violentes pertes de ſang, ſinon qu'une portion de leur arriere-fais de la groſſeur d'un œuf étoit reſté attaché à un côté de la matrice, qui par ce ſeul obſtacle ne put ſe contracter, ni par conſequent fermer l'ouverture des vaiſſeaux qui venoient de ſe détacher de ceux de l'arriere-fais. Cependani dans l'occaſion dont il s'agit un enfant & tout ce qui l'accompagne reſte dans la matrice, sans qu'il arrive à la malade aucune perte de sang.

Si cette femme eût encore resté quelque tems avant que d'accoucher, on eût crû sans doute que ce nouvel enfant étoit une superfetation, par raport à sa petitesse, ne venoit que de ce que l'arriere-fais du premier, recevoit les plus considerables vaisseaux du fond de la matrice, & que celui du petit fœtus étoit cantonné à un coin où il ne recevoit que trés peu de nourriture, qui n'avoit pû le nourir & le faire croître autant que l'autre. Cette femme m'assure qu'il y avoit trés longtems que son mary n'avoit approché d'elle, par le mauvais état où cette grossesse l'avoit reduite.

OBSERVATION.

Le 17. Février 1714. la femme d'un Fermier proche de cetre Ville, que j'avois accouchée plusieurs fois & toûjours d'accouchemens longs & difficiles, étant malade depuis trois jours pour accoucher, fut encore obligée de m'envoyer prier de l'aller voir

voir, je la trouvai dans des douleurs aſſez fortes & aſſez frequentes pour en eſperer une fin d'autant plus promte & plus heureuſe que l'enfant qui étoit bien ſitué, joignoit merveilleuſement bien ſes efforts à ceux de ſa mere, pour paroître bien-tôt au jour, ce qui arriva auſſi en moins d'une heure, par les ſecours que je luy donnai, aprés quoy je n'eûs plus que l'arrierefaix à tirer, la facilité que j'avois toûjours trouvée à faire cette extraction dans les accouchemens précedens ne me laiſſoit pas douter que je n'en duſſe tirer celuicy auſſi facilement; j'y fus trompé de mauiere que je fus obligé de porter la main à l'entrée, & un peu audedans de la matrice, d'oû il ne pòuvoit ſortir à cauſe de ſon extrême groſſeur. Je l'empoignai & l'attirai dehors, aprés quoy je fis accomoder cette femme comme on doit faire en cas pareil, la faiſant coucher dans ſon lit, ou je la laiſſai fort tranquille, ſans que l'écoulement qui ſuit pour l'accouchement eût rien d'extraordinaire.

Quatre jours aprés l'on me vint

ptier d'aller revoir cette femme qui se trouvoit depuis quelques heures tourmentée de douleurs plus fortes encore que celles qu'elle avoit souffert pnur mettre son enfant au monde.

L'assurance dans laquelle j'étois d'avoir bien vuidé la matrice, par la grosseur de l'enfant, & par celle de l'arrierefaix, en portant la main au-dedans pour l'en tirer, ne me fournissoit pas le moindre soupçon de la cause de ces douleurs: ce qui me fit ressouvenir de ce que dit M. M. des caillots de sang qui se forment quelquefois & s'endurcissent de telle sorte qu'ils donnent occasion à de pareilles douleurs. De sorte que ne trouvant point d'autre remede pour la soulager qu'en faisant l'extraction de ces prétendus caillots, quoique ses vuidanges eussent coulé sans interruption, & que son ventre ne fût ni gros ni tendu, sinon par cette espece de boule qui paroissoit encore, ses douleurs ne faisant même qu'augmenter, nonobstant un lavement anodin & carminatif que je lui fis donner; je pris enfin le parti d'essayer en la perſonne de cette femme ce que je n'avois encor jamais fait depuis plus de trente deux années que j'accouche. J'introduiſis mon doigt dans l'orifice interieur de la matrice que je trouvai dilaté, & au lieu d'un caillot je ſentis des eaux qui ſe preſentoient, ce qui m'engagea à y joindre trois autres doigts, & enfin la main entiere, j'ouvris les membranes, & je tirai un trés petit enfant par les pieds, bien vivant, mais qui mourût peu de temps aprés; je délivrai la mere d'un trés petit arriere-faix. Elle fut fort malade pendant quelque jours; mais les grands ſoins que j'eus, & la bonne nourriture que je lui fis prendre, aiderent beaucoup à lui rendre ſa premiere ſanté même en beaucoup moins de tems que je n'aurois oſé l'eſperer, ce que j'attribuë à ſa jeuneſſe.

REFLEXION.

J'éprouvai dans cet accouchement ce que dit Hypocrate dans le premier de ſes aphoriſmes, ſans que ma longue experience m'en pût garantir, que le jugement est difficile ; car c'est à quoi je n'aurois jamais pensé, qu'à trouver un second enfant quatre jours aprés avoir accouché une femme d'un enfant des plus puissans, avec un arrierefais si gros, que je fus forcé de joindre le secours de ma main, pour supléer à ce que le cordon quoique trés fort n'avoit pû faire, les vuidanges qui ne couloient que dans une dûë quantité, toûjours rouges & sans odeur montoient absolument cette pensée sans neanmoins me porter à croire qu'il y eût du sang coagulé, retenu dans la matrice toutes les circonstances que je viens de marquer y étant oposées, mais comme il peut quelque fois arriver des choses contraires à la raison & à l'experience, pour satisfaire au précepte qui dit qu'aux grandes maladies, il faut de grands remedes, je me déterminai à toucher cette femme dont les douleurs augmentoient de moment à autre, & je trouvai qu'il y avoit dans sa matrice un second enfant trés petit, dont je l'accouchai & la délivrai avec facilité, la matrice s'étant conservé humide ; & par consequent disposée à se dilater. J'y introduisis la main sans peine, puis ayant ouvert les membranes je saisi les piés de l'enfant qu'elles renfermoient, & qui n'étoit resté dans la matrice que par la faute que j'auois faite, aprés l'extraction de l'arrierefaix du premier, de ne pas couler ma main au dedans de ce viscere, pour voir s'il n'y a restoit rien. Mais comme c'est une précaution dont je n'use que lors que je la crois necessaire, je risquerois plûtôt de faire une pareille faute, que de prendre cette précaution, & de la conseiller, car s'il y a des femmes qui puissent souffrir cette introduction sans peine, il s'en trouve beaucoup plus qui en seroient fort incommodées.

Si cette femme n'eût pas ressenti des douleurs autant fortes que celles qu'elle souffrit, ou si même elle n'en eût point eû qu'au bout de deux ou trois mois, comme cela étoit trés possible, & qu'aprés ce terme elle fût venuë à accoucher, n'auroit-on pas crû, suivant le principe établi par tous les Chirurgiens que ç'eût esté l'effet d'une vraye superfetation. On se seroit neanmoins lourdement trompé, puisqu'il est trés certain que ces deux enfans avoient été conçûs dans le même temps, mais que l'arrierefaix du premier étoit placé de telle sorte, qu'il recevoit le sang des principaux vaisseaux du fond de la matrice de sa mere, ou du moins la meilleure partie ; tandis que l'autre enfant qui étant comme relegué dans un coin, ne recevoit de nourriture que les petits vaisseaux qui s'y terminent, & même en tiroit si peu qu'il ne grossit pas plus en neuf mois que l'autre avoit fait en trois ou quatre, je ne vois donc pas que la superfetation ait aucune part à ces sortes d'accouchemens, & je regarde par les raisons que j'ai alleguées, la prétenduë superfetation comme une pure illusion qui se détruit pour peu que l'on y veuille faire une serieuse attention.

Et si nous puisions quelquesfois chez les animaux, les éclaircissemens que nous ne pouvons trouver en nous examinans nous mêmes, je puis bien pour juſtifier ce que j'avance, raporter ici ce que j'ai vû arriver à une chienne couchante, lorſque j'étois auprés de Madame la Comteſſe de . . . . pour l'accoucher, puiſque je ne trouve rien qui prouve mieux mon ſentiment. Cette chienne qui étoit continuellement à l'attache & gardée à vûë pendant ſa chaleur, parce que l'on ne vouloit pas la laiſſer couvrir, trouva enfin le moïen de s'écaper ſans que l'on s'en apperçût. L'on fit toute la diligence poſſible pour la ratraper; mais malgré tout cela on la trouva liée avec un Chien, de ce ſeul accouplement elle eut onze Chiens, dont quelques-uns étoient fort gros, & d'autres ſi petits qu'ils ne purent vivre. Si cette Chienne eût été en liberté, l'on n'auroit pas manqué de dire que ces Chiens ſi petits auroient été faits pluſieurs jours aprés les autres; & que comme une chienne ne porte pas longtemps, & que huit jours par conſequent y cauſent un grand changement, ceux qui étoient gros & forts auroient dû être cenſez avoir été faits les premiers, ç'eût pourtant été un raisonnement trés faux, puisqu'il est trés certain que cette chienne n'avoit été couverte qu'une seule fois.

OBSERVATION.

Le 11. Novembre 1714. je fus apellé pour voir la femme d'un Boulanger de cette Ville, qui souffroit une perte de sang des plus violentes. J'y trouvai la Sagefemme qui me fit voir une quantité de linges qui étoient teints ; le pot de chambre dans lequel elle avoit vuidé un si gros caillot de sang qu'il en étoit presque rempli, je lui trouvai le pouls foible, mais le courage si bon qu'elle ne voulut point entendre à l'accouchement, même en quelque état qu'elle se pût voir reduite, ce qui me porta à lui dire qu'il n'étoit pas necessaire de me faire venir : puisqu'elle avoit sa Sagefemme auprés d'elle. Il est vrai que ses Accouchemens avoient été si heureux, que malgré toute la diligence que je pus faire aux deux premiers ou je fus appelé, je trouvai l'enfant hors de

la

la matrice, & que la même chose arrivoit d'ordinaire à sa Sagefemme, la voyant ferme dans ce sentiment je lui conseillai de se tenir au lit & de garder un continuel repos jusqu'au temps de ses couches, qu'elle croyoit fort prochaines : ce qu'elle observa soigneusement pendant dix jours, mais cette grande oisiveté lui étant devenuë ennuyeuse, elle se mit en tête que cet accident étoit cessé sans retour. Dans cette pensée elle se releva, mais au premier mouvement qu'elle fit, quoique foible en apparence, la perte de sang recommença, & devint plus forte qu'auparavant, ce qui la rendit si foible, que la crainte d'une mort prochaine l'obligea de me faire revenir. J'envoyai prier Monsieur Fromont, Docteur en Medecine, & fort entendu dans la Chirurgie, de s'y trouver avec moy dans la pensée que nous la rendrions plus raisonnable que la premiere fois : mais les forces lui étant un peu revenues par la cessation de cet écoulement, elle persévera dans sa premiere résolution, dans laquelle elle fut fortifiée par son mari, fondez l'un & l'autre sur ce qu'une femme de la Compagnie disoit avoir eû une perte de sang plus forte que celle-là, sans qu'elle l'eût empêché d'accoucher d'un enfant bien sain; ce qui nous obligea Mr. le Medecin & moy à nous retirer, sans avoir pû rien gagner sur l'esprit de ces obstinez.

Cette seconde perte de sang s'étant arrestée comme la premiere, cette femme prit le parti que je lui avois conseillé, c'est-à-dire de ne point sortir de son lit qu'elle ne fût accouchée. Mais au bout de sept ou huit jours elle se trouva tourmentée d'une grosse toux dont les violens accés renouvellerent sa perte de sang qui coula même en plus grande abondance qu'auparavant. Ce nouvel accident obligea le mari à me venir prier instamment de me rendre auprés d'elle en toute diligence. Je lui dis d'aller chercher le Vicaire qu'il amena avec lui. Je trouvai cette femme sans pouls, & les extremités froides comme de la glace, mais avec encore assez de connoissance pour me dire qu'elle avoit senti son enfant, il n'y avoit qu'un moment; mais que pour elle elle ne se sentoit plus. Le Vicaire luy donna l'absolution pendant le peu de temps que j'employai à me disposer pour l'accoucher, aprés quoy je mis la malade en situation. J'introduisis ma main dans la matrice, je rangé l'arriere-fais à côté, que je trouvé détaché en sa plus grande partie, qui occupoit l'entrée de la matrice & ouvroît les membranes qui contenoient les eaux; les ayant ouvertes, je pris les piés de l'enfant, que j'attirai au passage, & finis l'accouchement en si peu de temps, qu'à peine le Vicaire étoit-il descendu dans la salle, que je l'apelai pour baptiser l'enfant qui mourut presque aussi-tôt, & je délivrai, la mere qui mourut deux heures aprés.

REFLE'XION.

Cette observation à laquelle je pourrois en joindre plusieurs autres semblables, prouve manifestement qu'une femme grosse peut fort bien, sans accoucher, souffrir des pertes de ſang très grandes par le détachement d'une partie conſiderable de l'arrierefais, pourvû qu'elle veuille garder un grand repos, demeurer au lit, rien n'étant plus propre à renouveller & augmenter ces ſortes d'accidens, qu'un mouvement même trés leger. Cet exemple fait voir contre contre le ſentiment de Barholin, qu'un enfant n'eſt pas ſuffoqué au ventre de ſa mere par la perte du ſang qui ſort de la matrice avant l'accouchement, puiſque celui que cette femme rendoit depuis prés de trois ſemaines en ſortoit trés ſeurement; dont neantmoins l'enfant ſe trouva encore vivant, quoique trés foible & mourant non pas par le ſang qui ſortoit ſans le toucher; mais par un deffaut de nourriture dont-il ſe trouvoit privé par le détachement preſqu'entier de l'arrierefais, enſorte qu'il n'en reſtoit d'attaché à la matrice que ce qu'il en falloit pour lui conſerver le peu de vie qui lui reſtoit quand il fut tiré de la matrice.

Ce n'a été que faute de bien connoiſtre la maniere dont l'enfant eſt contenu dans la matrice, que cet Auteur a parlé de la sorte, quoique trés éclairé dans tout le reste qui concerne le corps humain : ce qui fait voir que la nature ne veut pas se découvrir toute entiere à un seul, mais quelle reserve quelque chose de particulier à chacun de ceux qui s'appliquent à l'étudier. Car personne n'ignore aujourd'hui que l'enfant est renfermé dans ses membranes, & que le sang peut parfaitement bien couler du fond de la matrice par l'ouverture de quelque petit vaisseau, entre ces membranes & le corps de ce viscere, sans que ce sang touche l'enfant, ni qu'il puisse le suffoquer, & quoi qu'il soit trés vrai que les veines qui sont entre les membranes dont la matrice est composée se partagent en plusieurs rameaux dont les uns penétrent le fond de la matrice, & s'entrouvrent lorsque les menstruës coulent (& ce sont celles ausquelles les membranes s'unissent pour former l'arrierefais) les autres vont se terminer à l'orifice interieur, & fournissent le sang qui coulent à quelques femmes quand elles sont grosses, à peu prés autems qu'elles devoient avoir leurs ordinaires, qui même peuvent donner occasion à des pertes de sang pendant leur grossesse : ce n'est pas à dire pour cela , qu'il n'en puisse bien couler non pas du fond de la matrice , mais des veines qui fournissent le sang à l'extremité de l'arrierefais , sans qu'il soit necessaire qu'il s'en détache aucune portion ny que l'enfant en reçoive de préjudice, à moins que la perte de sang ne soit trés considerable , & qui est pour lors toûjours causée par le détachement d'une portion du même arrierefais , & qui devient plus ou moins violente à proportion que cette portion de l'arrierefais est plus ou moins considerable Donc l'enfant ne peut jamais être suffoqué par le sang même qui coule de la matrice, comme le fait que je raporte le prouve suffisamment. Mais il peut mourir faute de nourriture par le total détachement de l'arrierefais.

L'adresse dont je m'étois servi pour accoucher quelques femmes aussi entêtés qu'étoit celle-cy, & la violence que j'avois employée à d'autres, ne furent pas pratiquables en cette occasion, & les raisons du Medecin n'eurent aucun effet, parce que la malade, le mari & la voisine, s'y opposerent & ne se rendirent que quand il ne fut plus tems; je ne me rebutai pas neanmoins du triste état & du danger évident où je la trouvai, puisque je l'accouchai, quoique sans aucune esperance de lui sauver la vie; mais dans le dessein de procurer au moins la grace du saint bâtesme à son enfant, ce qui me réussit.

OBSERVATION.

Le 16. Decembre 1714. Madame la Marquise de . . . . m'envoya prier d'aller chez elle pour voir un prodige. C'étoit une pauvre petite fille qui mandiant son pain s'étoit acostée d'un petit garçon de douze ans ou environ, avec lequel elle couchoit dans une étable aux lieux où ils se trouvoient souvent avec d'autres pauvres comme eux. Ces autres pauvres qui étoient plus âgés, usoient en toute liberté de leurs facultez corporelles en vrais cyniques & sans se mettre en peine du qu'en dira-t'on. Il n'est pas étonnant que le petit garçon & la petite fille suivans ce malheureux exemple furent tentez d'imiter ce dangereux badinage, & s'y prirent si bien, que la petite fille, quoique âgée seulement de dix ans & quelque mois parut être devenuë grosse, & fut si incommodée durant sa prétenduë grossesse, qu'un Chirurgien & plusieurs Sages-femmes qui l'avoient vûë, desesperoient de la pouvoir accoucher. Je répondis à cette Dame qu'une seule visite ne pouvoit être d'aucune utilité à cette pauvre malheureuse, & que pour être à portée de la secourir à propos, il falloit necessairement l'envoyer auprés de moy, afin que je pusse prendre les tems propres à la soulager. Elle me fut incessamment aportée: mais une foule de peuple étant accourue de tous côtez pour la voir, m'empêcha de l'examiner sur le champ, & fut cause que je remis cet examen au soir. Je remarquai seulement alors qu'elle étoit occupée d'une hydropisie confirmée & des plus considerables, mais par malheur je fus surpris d'un accés de fiévre si violent & si long, qui se regla en double tierce, que je fus obligé de garder le lit un grand mois & dès le moment que ma santé me permit de me transporter au lieu où elle étoit, j'examinai cette pauvre malade qui outre son âge si peu avancé, n'avoit que trois pieds quatre pouces de hauteur, & étoit si prodigieusement grosse, qu'elle ne pouvoit souffrir d'autre situation que couchée ou de bout: sur les questions que je lui fis, elle me dit qu'un jeune garçon & elle avoient fait ce qu'ils avoient vû faire aux autres; qu'elle avoit souffert, quelque tems aprés, de grands dégoûts pour la soupe & la viande, qu'elle vomissoit tout ce qu'elle prenoit dans le commencement de sa grossesse, mais que depuis elle avoit eû meilleur appetit; qu'elle sentoit remuer souvent quelque chose dans son ventre, & plusieurs femmes d'esprit & de probité m'assurerent avoir aussi senti ce moument sans que j'eusse pû m'en apercevoir, quoique j'eusse laissé ma main fort longtemps sur son ventre. Je la fis coucher sur le dos, les genoux élevez, & les talons aux fesses, aprés quoi ayant voulu introduire mon doigt du milieu bien trempé dans l'huile, j'y trouvai un obstacle que je n'aurois pû vaincre qu'avec beaucoup de violence. Je me servis de mon petit doigt, qui n'y entra qu'avec beaucoup de peine, tant le cercle ou l'anneau un peu ovalaire de l'orifice interieur de la matrice étoit serré. Je trouvai cet orifice alongé & pointu, ce qui me persuada non-seulement que cette fille n'étoit pas grosse; mais encore qu'elle étoit trés surement pucelle, n'y ayant point de verge si petite qu'elle pût être, qui ne fut plus grosse que mon petit doigt, & qui par consequent y fut entrée pour frayer le passage; ce qui me fit juger qu'une hydropisie faisoit toute cette grossesse qui étoit si outrée que je resolus de lui faire la ponction: mais s'étant trés affoiblie, elle mourut quelques jours aprés. Je trouvai parl'ouverture de son corps un des reims gros comme sa tête, & des eaux autant que les parties contenantes de l'abdomen en avoient pû recevoir dans l'excessive dilatation qu'elles avoient soufferte.

REFLE'XION.

Cecy fait une leçon aux personnes qui ont la charité de donner à coucher aux pauvres. Ils doivent faire attention à ne mettre jamais les garçons avec les filles, dans la crainte qu'ils ne fassent ce que ces enfans disent avoir vû faire aux autres. Je ne doutai pas qu'ils ne se fussent mis en situation, mais leur grande jeunesse ne leur ayant pas permis l'intromission, ils n'eurent qu'une volonté sans effet. J'aurois pû m'en tenir à cette premiere présomption pour ne l'a pas croire grosse, si les mouvemens que cette petite fille m'avoit dit avoir senti ne m'eût pas été confirmée par des femmes de bon esprit & dignes de créances dans la pensée que l'éjaculation auroit pû se faire & la semence avoir été lancée dans la matrice sans intromission, comme j'en raporte plusieurs exemples dans mon Traité des Accouchemens, l'ouverture du corps m'ayant découvert ce gros rein du côté gauche qui étoit assez facile à se mouvoir, me persuada que dans le changement de situation, il avoit fort bien pû faire ce mouvement trompeur, dont ces femmes aussi bien que cette petite fille s'étoient aperçûës, je crois même que ce fut ce mouvement, qui porta le Chirurgien & les Sages-femmes, à assurer cette grosesse avec d'autant plus de vrai-semblance, que ce rein grossit peu à peu; ce qui donna occasion aux vomissemens que cette malade souffrit, aussi bien qu'à l'hydropisie; en ce que l'urine n'étant pas suffisamment vuidée par l'autre rein, il s'en faisoit un reflus dans la capacité de l'abdomen, dont cette hydropisie fut la suite.

Si les filles avoient à l'entrée de l'orifice exterieur, une membrane nommée *l'hymen*, sans doute je l'aurois trouvée à cette petite fille. J'admire comment les Auteurs peuvent être partagez comme ils le sont sur cette prétenduë membrane ; & comment un aussi habile homme qu'étoit Diemerbroeck a pû en parler comme il a fait dans son Livre premier chapitre 36. *quantité*, dit-il, *ont pris pour fable tout ce qu'on a dit de cette membrane apelèe* l'hymen ; *comme Oribase, Fernel, du Laurens & autres, faisant consister la virginitè dans cet espace ètroit de la vulve ; mais Vesal, Faloppe, Graes, Svammerdam, & quantitè d'autres personnages illustres, assurent avoir toûjours trouvé cette membrane en toutes les Vierges. Nous l'avons aussi nous mème, dèmontrèe en nos ècoles de Medecine, en une fille de vingt deux ans, Vierge en 1671. en laquelle elle representoit un cercle membraneux apposè orbiculairement à l'entrèe dans le vagin de la matrice, & percè dans son milieu d'un trou large de la pointe du petit doigt, non pas entierement rond ; mais un peu long sur tout en la partie d'enhaut.*

N'est-ce pas là une décision bien légerement faite par un homme aussi éclairé qu'étoit cet Auteur, qui paroît au sujet de cette membrane entrer dans le sentiment de Vesal, de Faloppe, & des autres qu'il dit avoir démontrée, aprés quoy il conclut avec Oribas Fernel, & du Laurens, par un cercle membraneux percé d'un trou dans son milieu, large de la pointe du petit doigt ; tel que je l'ay trouvé en cette petite fille, sans que jamais il s'en soit vû d'autre. Et s'il arrive que l'on trouve quelquesfois en quelque jeune fille une membrane à l'entrée du vagin, elle doit être regardée, comme un corps étranger oposée à l'intention de la nature, comme je l'ai fait voir dans deux de mes observations. C'est le sentiment judicieux de Mr. Lamy dans son Traité de l'Ame Sensitive, où il dit que la nature ne peut avoir fermé d'une barriere un champ où la charuë doit entrer pour le labourer ; de sorte que si cette membrane se trouve quelquesfois placée en ce lieu, comme ces Messieurs le disent, c'est contre le cours ordinaire de la nature : Pour moi je n'ai jamais trouvée dans les filles veritablement vierges l'entrée du vagin autrement disposée que je viens de la décrire.

OBSERVATION.

Le 3. Juillet 1714. étant proche de Bayeux, auprés de Madame la Comtesse de . . . . pour l'accoucher, l'on me vint prier avec de trés grandes instances d'aller voir une pauvre femme du voisinage qui étoit en travail depuis trois jours entiers, & qui avoit eû plusieurs convulsions si violentes que la Sagefemme la croyoit mourante. La Dame chez qui j'étois ayant bien voulu me permettre, & même me prier de faire cette visite, je me rendis aussi-tôt chez cette pauvre femme que je trouvai couchée au milieu d'une salle sur un peu de paille, accompagnée de six femmes trés occupées à la tenir. Aprés que cette convulsion eût cessé, lui ayant demandé si elle vouloit bien que je la délivrasse de cet excés de mal, quoi du mal répondit-elle, je n'en sens pas, je me porte grace à dieu fort bien : ce qui me persuada la necessité pressante de l'accoucher, sans m'arêter à consulter sa volonté, je la fis mettre sur le travers de son lit à l'ordinaire, & la fis tenir ferme par des femmes dont le nombre étoit assez grand. J'introduisis ma main dans le vagin, à l'extremité duquel je trouvai la tête de l'enfant sans cependant y être engagée; ce qui me facilita le moyen de couler ma main à côté pour aller chercher les pieds. Je les saisis, les attirai au passage, & finis l'accouchement en un instant. Je délivrai la mere avec la même facilité, elle souffrit encore une trés violente convulsion qui me fit quelque peine; mais qui cependant n'eût pas de suite, & je la laissai aussi bien que l'enfant en si bon état, qu'elle fut relevée huit jours aprés se portant bien.

REFLEXION.

Je grondai bien ces bonnes gens de ce que sçachant, que j'étois dans leur voisinage auprés d'une Dame bonne & charitable, ils avoient tant tardé à me venir chercher, dès le momoment qu'ils avoient vû que cet accident accompagnoit le travail. Ils me dirent pour excuse que la crainte d'inquietet d'inquieter cette Dame, par la connoiſſance d'un travail de cette nature, les avoit retenuës, je trouvai leur précaution aſſez juſte pour m'en contenter; car véritablement il y a quantité de femmes groſſes, que le récit de tels accidens jetteroit dans des inquietudes étranges. Cet Accouchement fut executé avec un ſi heureux ſuccés, & ſi prompt que je ne fus pas une heure à mon voyage quoiqu'il y eût un quart de lieuë du logis de la Dame, où l'on avoit pris toutes les précautions convenables pour lui ôter la connoiſſance de la mort de cette femme, ſi je n'en avois pas pû prévenir le malheur. Mais elle fut bien contente qu'elle aprit de pluſieurs perſonnes comment la choſe s'étoit paſſée, & le bon état où j'avois laiſſé cette femme, à qui l'on eût ſoin d'envoyer tout ce qui lui étoit neceſſaire, & de s'informer tous les jours de ſa ſanté; ce fut de cette Dame même que j'apris que cette pauvre femme étoit relevée.

Si l'on veut penetrer la cauſe de ces convulſions, où la trouvera-t'on?

Cet enfant n'étant pas engagé au passage ne faisoit souffrir la matrice que foiblement, & les douleurs lentes & éloignées que souffroit cette femme ne devoient pas y donner occasion : Point de mauvaise odeur ; l'arrierefais bien conditionné, & une femme forte & robuste qui s'étoit portée parfaitement bien pendant le cours de sa grosesse ; qui pouvoit donc causer cet ébranlement du genre nerveux, dont les mouvemens convulsifs étoient d'une telle violence, que plusieurs femmes étoient fatiguées à contenir la malade ? Je ne vois là dedans qu'une cause occulte, à laquelle j'avouë que je ne comprens rien.

Si la tête de cet enfant eût été engagée au passage, & qu'elle eût pressé la matrice contre les os sacrum & pubis, l'on auroit pû dire que la communication & la simpatrie que les parties membraneuses ont entr'elles fait que quand l'une souffre les autres s'en ressentent ; & qu'il ne doit pas par consequent paroître extraordinaire, que cette femme ait souffert des convulsions dés le moment que la matrice, qui est une partie menbraneuse, a souffert cette compression. Mais quand cette raison auroit lieu, ce qui est contraire à l'experience que j'ai acquise par la quantité de femmes que j'ai secourus, dont les enfans étoient depuis longtemps engagé de la sorte, quand dis je cette raison auroit lieu, elle ne serviroit de rien dans le cas présent, où il n'y avoit nulle compression.

Il est bien beau de raisonner, mais souvent son raisonnement est peu juste faute de connoître la cause de quantité d'effets extraordinaires qui arrivent tous les jours. Surquoy les gens sensez & veridiques se croyent obligez d'avoüer leur ignorance, tandis qu'un grand nombre de présomptueux, battent inutilement la compagne pour en donner des explications tout à fait frivoles.

OBSERVATION.

Le 7. Novembre 1714. une Dame de cette Ville étant à son terme pour accoucher, & même se sentant malade m'envoya prier de l'aller voir. Mais m'étant trouvé occupé auprés d'une autre, l'on y apela une Sagefemme qui y passa la nuit, sans que le mal augmentât. Le lendemain matin les choses changérent de face, de maniere que cette femme crût qu'au plus tard l'accouchement seroit fini avant midy. Il arriva tout le contraire: car aprés que l'on eût ouvert les membranes, & que les eaux se furent écoulées, les douleurs cessérent la Sagefemme en parut d'autant moins surprise, que l'on voit souvent la chose arriver de la sorte. Cette Dame fut bien trois à quatre heures dans une grande tranquilité : mais aprés cela les douleurs redoublérent de telle sorte, que la Sagefemme ne douta pas que pour cette fois l'accouchement ne dût finir. L'enfant avancé au passage, & les douleurs qui quoy qu'éloignées se suivoient, en étoient comme de sûrs garands. Vaine esperance : la Dame retomba dans une ennuyeuse tranquilité ; ce qui porta la Sagefemme (quoyque trés entenduë) à m'envoyer chercher, Comme j'étois alors occupé à réparer par un peu de repos la fatigue que j'avois essuyée auprés d'une autre femme, où j'avois paſſé deux jours & deux nuits, ce ne fut pas ſans peine que j'interompis le repos dont j'avois beſoin; mais comme mon inclination me porte naturellement à ſoulager les perſonnes qui ſouffrent, je ſortis du lit à l'inſtant, pour me rendre inceſſamment où j'étois appelé. Je trouvai les choſes dans une ſi heureuſe diſpoſition que je me ſerois volontiers fâché contre la Sagefemme ſi elle ne m'eût apaiſée par des raiſons fortes & perſuaſives, en ſe déchargeant ſur moi du ſoin d'un travail qui ne me paroîtroit peut être pas diſoit-elle moins extraordinaire qu'à elle. Je paſſai le reſte de la nuit auprés de cette Dame qui n'eût pendant ce tems-là aucunes douleurs. Son enfant étoit bien placé: elle repoſoit, & prenoit de la nourriture autant qu'il étoit neceſſaire. A la pointe du jour ſes douleurs recommencerent & même augmenterent, mais toûjours éloignées & delà part, ſans qu'aucune marquât aucũ éfort extraordinaire de la nature, neanmoins la tête de l'enfant s'avançoit au paſſage, d'une maniere à faire eſperer que deux ou trois douleurs le pousseroient dehors ; cela duroit deux à trois heures, aprés quoi les douleurs cessoient, & l'enfant se retiroit, ensorte que l'on ne trouvoit plus la tête qu'au fond du vagin.

Cette Dame eût à cinq reprises des douleurs de cette nature, depuis six heures du matin jusqu'à dix du soir, & à chaque reprise la tête de l'enfant s'avançoit toûjours plus qu'à la précedente ; ensorte qu'à la derniere reprise, il en paroissoit au dehors une portion si considerable, que je priai les Dames mere & belle mere de la malade de voir l'enfant au moyen de la lumiere qu'y portoit la Sagefemme : ce qui me porta même à leur dire que je ne connoissois rien à ce travail, n'en ayant jamais vû aucun que je n'eusse pû finir promptement : l'enfant étant en cet état je mis en cette occasion plusieurs choses en pratique dont on ne s'étoit jamais avisé, & le tout fort inutilement, les choses ne changeant point, & les douleurs continuant quoique toûjours éloignées, je fit changer encore une fois de situation à cette jeune Dame, qui de son côté n'épargnoit rien pour mettre au jour son enfant qu'elle sentoit toûjours remuer. Ses douleurs cessérent enfin comme auparavant. Je baptisai l'enfant avec beaucoup de facilité : il retira sa tête comme il avoit fait auparavant, la Dame qui continuoit de prendre tout ce qu'on vouloit, non-seulement de nourriture ; mais encore d'eau de tête de cerf, d'eau imperiale, d'eau des Carmes, & autres remedes de cette nature, & demanda enfin qu'on la couchât dans son lit, à quoy je consentis avec plaisir. Elle dormit quatre à cinq heures sans s'éveiller, son mari auprés d'elle, & moy sur un petit lit. A son reveil j'allai aussi-tôt voir comme elle se portoit, elle prit un bouillon, & me dit ensuite qu'elle sentoit la tête de son enfant plus avancée qu'elle n'avoit été le jour précedent je fus trés surpris de trouver l'enfant mort, & sa tête sortie jusqu'au col, le reste n'ayant pû suivre à cause de l'extrême grosseur de ses épaules. Je mis aussi-tôt sous la malade un drap doublé en huit, & achevai de tirer cet enfant mort, & dont le corps étoit blanc comme du lait, hors la tête qui étoit toute noire, & qui me parut être sortie depuis plusieurs heures: l'arrierefais non plus que le corps de l'enfant, n'avoit rien de mauvais. Mais je trouvai ce fait si extraordinaire que je crus que cette Dame avoit été tellement épuisée que les esprits entierement affoiblis ne reluisoient plus en aucune partie du corps; & que quelque forte qu'elle parût & quelque raisonnement qu'elle eût, sa mort étoit inévitable. Dans cette funeste pensée je lui insinuai doucement que l'heureuse fin de son Accouchement, quoique contraire à ce que j'en avois attendu, devoit la délivrer de toute inquiétude; mais que puisqu'elle avoit pris la résolution de se mettre en bon état, elle ne devoit pas négliger une aussi sage précaution, afin de remercier Dieu de cette faveur toute particuliere qu'il lui avoit accordée, elle y consentoit fort volontiers, & sans rien soupçonner des raisons qui m'engageoient & fesoient lui donner ce conseil. Sur le soir elle eût un frisson qui me fit prévoir que le moment de sa mort étoit proche : en effet cette Dame mourut à minuit, ſans que je peuſſe penétrer la cauſe de ce funeſte évenement.

REFLEXION.

Ce fut une choſe étonnante de voir mourir en ſi peu de tems une jeune femme aprés un travaïl qui n'avoit point été accompagné de douleurs extrémement violentes, ſans convulſions, ni perte de ſang, ayant toûjours pris toute ſorte de bonne nourriture, ſans avoir vomi une ſeule fois, & aprés environ cinq heures de repos le plus tranquille, pendant lequel la tête de ſon enfant étoit ſortie ſans l'éveiller, & ſans qu'elle s'en fut aperçûë qu'à peine aprés ſon réveil, & même aprés s'être aſſiſe pour prendre un boüillon & ne m'en aïant même parlé que pour répondre à la queſtion que je lui faiſois de ce qu'elle ſentoit alors; ce ſont là des faits ſi extraordinaires & ſi fort au-deſſus de ma connoiſſance que tout ce qui me vient à l'eſprit ſur cela ſe reduit à dire qu'il étoit de la deſtinée de cette jeune Dame de mourir de cette maniere. Car ſi elle se fut trouvée à son réveil sans sentiment & sans connoissance, je n'en aurois pas esté surpris : mais elle raisonnoit aussi juste que dans sa parfaite santé ; & aprés que j'eus achevé son accouchement, & que je l'eus délivrée, elle ne me parut courir d'autre risque que celuy qui est commun à toutes les femmes qui sont dans cet état, & elle seroit morte sans que l'on y eût pensé si ces marques de deffaut de sentiment, ne m'eussent persuadé que la fin ne pouvoit en être que funeste. D'expliquer comment cet accouchement a pû s'avancer jusqu'à un tel point, sans que la Dame ait ressenti aucune douleur, puisque ce n'est qu'à l'occasion des plus violentes douleurs que la nature a coutume de produire un effet semblable, & que même cet accouchement se seroit entierement terminé à mon insçû, si la grosseur des épaules n'y eût fait obstacle, c'est ce qui est encore aussi difficile à comprendre, & tout ce que j'en puis dire, est que la compression que la matrice souffroit executa seule dans ce moment ce qu'elle n'avoit pû faire dans tous les accés douloureux que certe femme avoit soufferte à plusieurs reprises pendant les deux nuits & le jour que la Sage-femme & moy avions passé auprés d'elle ; outre qu'au moment que l'enfant fut mort la tête s'amolit & les os chevauchérent les uns sur les autres, ensorte qu'elle se diminua, & se rendit parce moyen plus disposée à sortir en forçant plus aisément le détroit que forment les os sacrum & pubis, qui est la seule difficulté qu'il y a à vaincre dans un accouchement ou la tête de l'enfant demeure enclavée au passage, ou s'y avance pendant la douleur, & s'en retire quand elle est finie comme faisoit celle de celui dont je parle, ou je trouvois si peu de risque, par les raisons que j'ai déja alleguées au commencement de cette refléxion, que je n'eus pas la moindre intention de l'accoucher pendant la durée du travail, n'ayant même baptisé l'enfant que par précaution, ne croyant pas qu'il fut alors à propos de le faire ce qui pourtant se trouva dans la suite avoir esté fait avec bien du bonheur.

Oh! que si le remede que M. Turquet de Mayerne propose dans le Traité qu'il a inseré dans son Livre de la Cure des femmes grosses section III. avoit l'effet qu'il lui atribuë, qu'il auroit été bien employé dans cette occasion ; la femme grosse, dit-il, fera quelque exercice moderé avant le repas, pour empêcher le trop grand amas d'excremens vers le milieu de la grossesse, & au neuviéme mois, elle fera d'autant plus de mouvement qu'elle aprochera du terme, soit en montant ou descendant des escaliers ou des montagnes, pour seconder les efforts du fœtus qui tend à sortir.

La Sagefemme frotera doucement soir & matin durant une demie heures avec le liniment qui suit la partie inférieure des lombes, l'os sacrum, le pubis, & le conduit de la pudeur, pour redresser l'os coccix ou du croupion, élargir les os de l'ischion & dilater le vagin.

Et pour ne manquer à rien, voicy le précieux liniment qu'il dit operer ces merveilleux effets. Prenez douze oignons de lis blancs, quatre onces de racines d'althea, des feuilles de mauves & d'althea trois poignées de chacune, de l'huile commune & d'amandes douces une livre & demie de chacune, du saindoux une livre, deux dragmes de saffran, hachez & pilez ce qui est à piler, & le mettez en digestion au bain marie pendant deux jours.

Voilà le liniment qui doit, selon cet Auteur, redresser le coccix, élargir les os de l'ischion, & dilater le vagin ; c'est neanmoins un grand homme Medecin du feu Roy, & de la Reine d'Angleterre qui dit ces pauvretez là. Un liniment redresser des os qui sont naturellement courbez, en élargir d'autres, & faire enfin ce que la force de deux hommes n'oseroit entreprendre, ni ne pourroit executer ; cependant il n'y a rien de penetrant dans ce liniment, en quoy donc peut-il fonder sa vertu, sinon dans une qualité oculte. Tout ce qui précede ne vaut pas mieux, puisque si la plus grande partie des femmes délicates le mettoient en pratique, elle se feroient sans doute avorter. Ce qui me fait dire bien hardiment que ce liniment n'a de vertu, pour produire les effets qu'on luy attribuë, que dans l'esprit de son Inventeur.

Cette observation m'a persuadé en faveur de l'accouchement que ce Prêtre & les femmes qui s'y trouverent avec luy me raporterent à l'égard de cette femme morte, puisque celui-ci n'est sorti du ventre de sa mere que par la forte compression de la matrice, comme il peut être arrivé à cette femme morte par la même raison.

Quand j'ay condamné si hardiment dans ces deux dernieres années ce que plusieurs grands hommes ont dit, ç'a moins été pour insulter à leur memoire, que pour faire voir le peu de connoissance que l'antiquité a eûe dans la pratique des accouchemens, & de quel avantage il est que l'on s'y soit serieusement apliqué dans le siécle précedent, assurant & affirmant que je recevrai toûjours fort agréablement les avis que l'on me donnera sur les fautes que l'on voudra bien me faire connoitre, & que je serai le premier à les corriger, suposé que les raisons de ceux qui me donneront cet avertissement, soient meilleures que les miennes, & qu'elles s'accordent mieux avec la pratique.

RÉPONSE

AU LIVRE INTITULÉ,

De l'Indécence aux Hommes d'accoucher les Femmes.

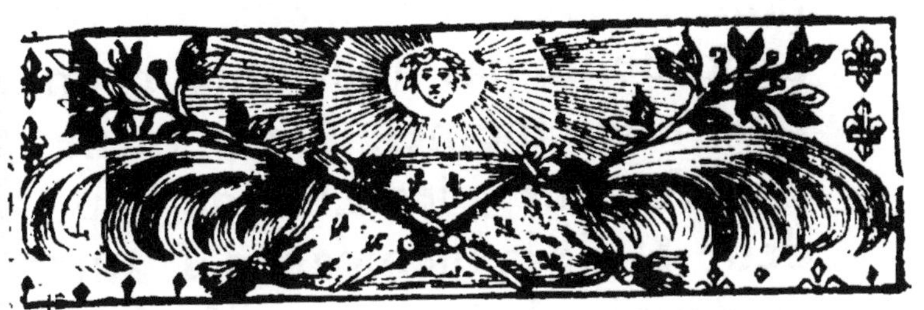

DISSERTATION OU RE'PONSE AU LIVRE INTITULE'

De l'indecence aux Hommes d'accoucher les Femmes.

EXTRAIT.

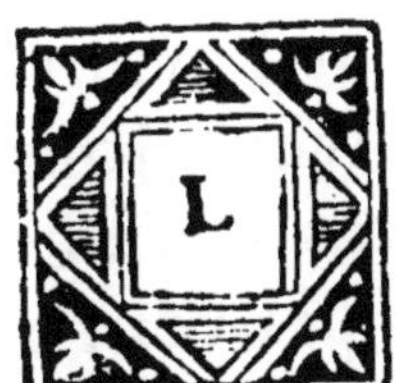

'Objet de ces deux Traitez eſt de combattre bien ſerieuſement deux ſortes d'uſages, dans leſquels il ne ſembloit pas que les femmes puſſent déſormais être troublées. Le premier eſt de ſe ſervir d'hommes pour les Accouchemens. Le Second de ne pas nourrir leurs enfans elles mêmes. L'un blesse, dit l'Auteur, les Loix de la pudeur & de la bienséance. L'autre les devoirs de la nature, & l'interêt même de l'état.

L'accusation est importante par elle-même, & par le nombre, le rang & le merite des Accusées.

Il faut en exposer ici les preuves, & commencer par celles du premier Traité.

RÉPONSE.

L'objet de cette réponse, est de prouver bien serieusement l'avantage que les femmes reçoivent journellement, de deux sortes d'usages dans lesquelles elles ne peuvent ni ne doivent être troublées à l'avenir, comme elles ne l'ont point été par le passé.

Le premier usage, est de se servir d'hommes pour s'accoucher. Le second, qu'elles ne doivent pas nourrir leurs enfans elles-mêmes, à moins que l'inclination qui les y porte, ne ſoit ſoutenuë d'un bon temperament, d'une bonne ſanté, d'une complexion forte & vigoureuſe, & d'une intégrité de mœurs irréprochable. L'un prévient les malheurs ordinaires à quantité de femmes & d'enfans, par l'ignorance & l'extrême témerité des Sages-femmes, qui mettent ſouvent leurs Accouchées dans un ſi mauvais état, qu'elles ſont obligées de s'expoſer aux yeux des Chirurgiens, pour réparer leurs fautes, ce qui met leur pudeur à une terrible épreuve; l'autre remplit les devoirs de la nature, en donnant un ſecours à l'enfant, dont la délicateſſe, l'âge, la compléxion, & le temperament de la mere la rendent ſouvent incapable. Ajoûtez que les mauvaiſes inclinations d'une mere pouvant ſe communiquer à ſon enfant avec ſon lait, comme on le voit d'ordinaire, on n'a pas de meilleur moïen, que le lait d'une Nourrice d'un caractere tout oppoſé, pour remedier à ce deffaut: Ainſi cette substitution, d'un lait étranger à celui de la mere, devient alors un devoir de Religion.

EXTRAIT.

Autrefois on ne connoissoit point d'Accoucheurs, le nom en est si recent, qu'il ne se trouve dans aucune langue mere ou originale, & qu'en France même où il a été crée, il conte à peine un siécle d'origine ; la profession d'Accoucheuse ou de Sage-femme, est au contraire bien établie dans l'antiquité.

RE'PONSE.

Autrefois, comme à présent le nom d'Accoucheur confondu avec celui de Chirurgien, dont il ne peut être separé, à moins que d'en changer l'étimologie, est par consequent si ancien, qu'il n'y a aucune langue mere ni originale où il ne se trouve ; le mot d'Accoucheur n'étant qu'une épithete que l'on donne en France aux Chirurgiens qui font une profession particuliere des Accouchemens pour les distinguer des autres.

Mais quand ce terme seroit encore plus nouveau que l'Auteur ne le dit, le bien qu'il produit journellement, depuis que plusieurs Chirurgiens de France se sont absolument appliquez à applanir les plus grandes difficultez qui traversent les Accouchemens, on n'en peut à présent, condamner l'usage, puisqu'ils ont retiré de leurs experiences, tous les avantages qu'ils pouvoient souhaiter. Ce que je dis est si connu, non-seulement en France, mais aussi dans les Païs étrangers, qu'il y a peu de Villes considerables en Europe, où il ne se trouve des Chirurgiens Accoucheurs, & où le sçavoir faire des Accoucheuses, si vanté par l'Auteur de *l'indecence*, n'ait beaucoup perdu de son credit; à la difference des siécles dont il parle, où la Medecine & la Chirurgie, & la pluspart des Arts tant liberaux que méchaniques, encore envelopez dans le cahos de l'ignorance, les femmes pour lors étoient obligées de se rendre ce service les unes aux autres, plus par une espece de routine reçûë entr'elles, que par un fond de science & de raison.

EXTRAIT.

On en trouve la premiere preuve dans l'Histoire Sainte. Rachel soutint un travail difficile & dangereux avec le seul secours d'une femme. Thamar accoucha de même heureusement par le ministere d'une femme, de deux enfans qui se présentoient mal. C'étoient des femmes de considération, pour lesquelles on auroit pas manqué de chercher d'autres secours dans le peril où elles étoient, s'il y en eût eû d'autres en ce tems-là.

Il n'est parlé aussi que de femmes à l'occasion des couches de la celébre Rhût, & de celles de la belle fille d'Ely , preuve évidente qu'alors il n'y avoit que les femmes qui fussent appelées aux Accouchemens.

L'Auteur ajoûte à ces exemples , l'usage où l'on étoit dans ces premiers tems , de confier à des femmes la guérison des maladies de leurs semblables ; jusques-là que les Dames du premier rang , ne dédaignoient pas de s'apliquer à ces sortes de fonctions. Arthemise Reyne de Carie exerça la Medecine en ce genre ; Cleopatre Reyne d'Egypte , se rendit celébre par ses remedes. La profession de la Medecine se partageoit à Rome entre les hommes & les femmes suivant ce vers de Martial

Protinus accedunt Medici , Medicæque recedunt.

D'anciennes inscriptions qui

ſont raportées dans ce livre prouvent la même choſe.

De tout cela, l'Auteur en tire deux conſequences. La premiere, que la Medecine qu'exerçoient les femmes, & la fonction d'accoucheuſe qui en dépendoit, étoient fort illuſtrées autrefois par le haut rang des perſonnes qui s'en mêloient, d'autant plus même que Socrate faiſoit gloire d'être iſſu d'une habile Sage-femme.

R E' P O N S E.

Si l'Auteur pour prouver l'habileté des femmes de ce tems-là, dit que Rachel, la célebre Ruth, la belle fille d'Ely, & Thamar, ſe sont heureuſement tirées de leurs Accouchemens, quoique facheux, & d'enfans mal placez, par le ſecours des femmes, ce n'eſt pas une preuve qu'il y ait de l'indecence à ſe ſervir d'un homme : & ſans doute ces Dames conſiderables s'en ſeroient
ſervies,

ſervies, s'il y en eût eû en ce tems-là comme il y en a en celui-ci.

De plus, il faut ſçavoir que le premier des deux enfans jumeaux dont Thamar accoucha, des œuvres de ſon beaupere Juda, preſenta d'abord la main, que la fraicheur de l'eau que la Sage-femme eût l'adreſſe de jetter deſſus, fit retirer à l'inſtant; aprés quoy n'y ayant plus d'obſtacle, il vint naturellement par les pieds, & que le ſecond vint aparemment dans la poſture naturelle, ou dans la même ſituation que le premier.

Or il eſt bon d'obſerver que l'on appelloit autrefois un enfant mal placé, quand il venoit les pieds les premiers qui eſt la ſituation la plus ordinaire dans laquelle l'un des enfans ſe preſente, & ſouvent l'autre, quand il y en a deux: mais que c'eſt aujourd'huy celle qu'un Accoucheur entendu doit ſouhaiter ſur toutes les autres ſituations, puiſque c'eſt celle en laquelle il eſt obligé de mettre l'enfant quand il ſe preſente dans une mauvaiſe poſture; & c'eſt juſtement dans ces occaſions d'une mauvaiſe préſentation où les Sages-femmes sont obligées, souvent malgré elles, de demander le secours des Chirurgiens, que l'on peut mieux placer que n'a fait l'Auteur de *l'indecence*, ce vers de Martial.

Protinus accedunt Medici, Medicæque recedunt.

Puis qu'elles sont alors hors d'état de secourir leurs malades, & qu'elles sont par consequent obligées de ceder la place aux Chirurgiens.

Les anciennes inscriptions qui sont rapportées dans le livre de cet Auteur, font voir seulement qu'il y avoit en ce tems-là des femmes qui se mêloient de faire la medecine, comme nous en avons encore aujourd'huy qui la font, aussi bien que tant d'autres gens de toute autre sorte d'états & de professions, qui se mêlent de donner des remedes à tort & à travers; abus qui ne sera jamais reformé. Parce que les Puissances sont les premieres à l'autoriser, sous prétexte de ne pas s'oposer à des œuvres charitables, & au bien que peuvent procurer au public, les beaux

& rares ſecrets qui ſe trouvent entre les mains des particuliers, quoique ce bien prétendu, ſoit bien plus réel & plus effectif pour celui qui debite ſa drogue, que pour le public, qui s'en trouve ſouvent trés mal de quelque main qu'elle lui vienne. Mais ces anciennes inſcriptions qni font voir que certaines femmes ſe mêloient dans ces tems-là de la Medecine, comme elles font encore aujourd'huy, ne prouvent rien contre l'utilité de la fonction de Chirurgien Accoucheur, & par conſequent l'Auteur pouvoit ſe diſpenſer, ſans rien faire perdre à ſon indécence, de raporter ces inſcriptions, & cet ancien uſage,

De tout cela je tire à mon tour deux conſequences, toutes differentes des ſiennes. 1°. C'eſt qu'au lieu qu'Arthemiſe & Cleopatre, qui étoient deux grandes Reynes, accouchoient les femmes au tems dont il parle, il n'y a aujourd'huy que les femmes du plus bas état qui ſe mêlent d'accoucher, leſquelles étant élevées dans la miſere, la craſſe & l'ignorance, ſont bien plus capables de deshonorer la profession, que d'acquerir ces belles qualitez d'adroites & d'intelligentes, que l'Auteur leur donne ; s'il en veut des preuves convaincantes, qu'il lise l'Histoire de la Dame Boursier. Elle dit fort ingénument dans un petit livre de de remedes qu'elle a donné au public, qu'elle étoit sortie de Paris pour aller chercher ailleurs une meilleure fortune, comme une pauvre avanturiere, mais que sa misere qui la suivoit par tout, la serrant encore de plus prés ailleurs, elle s'étoit vûë obligée de revenir ; & que s'étant enhardie, à accoucher une femme quoiqu'elle n'en eût jamais fait autant, la fortune commença de luy être assez favorable, pour lui faire rendre le même service à quelques Dames de consideration, ce qui fit tellement éclater sa réputation, qu'elle fut choisie pour accoucher la Reyne Marie de Medicis, Mere du Roy Loüis XIII. de glorieuse memoire.

Surquoy l'on peut dire, que ce choix tel qu'il fût, ne mettoit cette grande Reyne dans aucun danger, parce que son Accouchement se faisant à Paris, pour peu qu'il y eût eû de difficulté dans son travail, il y avoit dés ce tems-là des Accoucheurs célebres, même parmi les Chirurgiens attachez à la Maison Royale (comme le fameux Guillemeau entr'autres) qui auroient pû la sécourir : Précaution que le feu Roy Loüis le Grand, n'a jamais manqué de prendre dans tous les Accouchemens de la feuë Reyne Marie Thérese d'Autriche son Auguste épouse ; car ne voulant point forcer la répugnance qu'elle avoit à se servir d'un Chirurgien Accoucheur, il faisoit tenir dans l'antichambre le sieur Boucher célebre pour les Accouchemens, afin de lui donner son secours, au moindre besoin qu'elle en pouvoit avoir.

Aprés cela, si ce que je viens d'avancer, sur la condition basse des Sages-femmes, souffroit aucun doute, je le soutiendrois par celle de toutes les apprentisses que j'ai vû dans l'Hôtel-Dieu de Paris, pendant cinq ans que j'y ai demeuré, qui étoient toutes de trés bas lieu : ce qui fait (à la difference de Socrate) que si quelqu'un né d'une Sage-femme, venoit à s'élever à quelque grade, il prendroit autant de soin de cacher son origine, que ce Philosophe en prenoit à la vanter, quoique ce ne soit pas prouver beaucoup en faveur des Sages-femmes de ce tems là, vû que la naissance de Socrate n'a jamais passé pour illustre.

EXTRAIT.

La seconde consequence que tire l'Auteur, c'est que si les femmes, de quelque maladie qu'elles fussent attaquées, n'étoient vûës & traitées que par d'autres femmes, elles étoient bien éloignées de recourir à des hommes, dans les occasions, où la pudeur auroit encore eû plus à souffrir de leurs approches.

RE'PONSE.

Cette seconde consequence est encore plus facile à soutenir que la premiere en faveur des hommes préferablement aux femmes.

L'Auteur peut-il dire qu'une femme ait jamais été capable de faire l'extraction de la pierre d'une femme ou d'une fille, de reduire l'intestin ou l'épiploon, ou l'un & l'autre en même tems descendus dans l'aîne, soit par les remedes ou par l'operation, ou enfin la reduction de la matrice relâchée ou pervertie. Quel égard une malade, dans ce triste état, peut-elle avoir à la pudeur ? Et qui sont celles qui a l'exemple de ces femmes de l'ancien tems, seroient assez foibles pour se laisser mourir, plûtôt que d'accepter une guerison prompte & assurée, par le secours d'un Chirurgien.

Nous ne manquons pas encore à présent, comme je l'ai dèja dit, de Dames d'une grande distinction tant à Paris, que dans toutes les grandes Villes, & plus encore à la Campagne, qui secourent les malades par principe de charité, qui pansent les blessez de leurs propres mains, & qui distribuent des remedes indifferemment aux deux sexes ; leur motif n'eſt pas blâmable , & leur zéle meriteroit d'être loué , s'il étoit ſelon la ſcience ; car il n'eſt pas probable que cet eſprit de charité, tout pieux qu'il ſoit, les autoriſe à mettre la vie des pauvres en compromis, faute de ſçavoir placer leurs remedes, qui pouroient produire de bons effets, entre les mains de perſonnes plus éclairées qu'elles ne ſont, dans une Theorie & dans une pratique dont elles ignorent juſqu'aux premiers élemens, ce qui ne va pas moins qu'à tuer les uns, & à en eſtropier d'autres par charité, comme on le voit tous les jours.

Ne feroient elles pas mieux d'aider ces pauvres de leur bourſe, & de s'abſtenir de faire du mal en voulant faire du bien ? Mais ce qui rend le motif de charité qui anime ces Dames, un peu ſuſpect de temerité, c'eſt qu'autant qu'elles héſitent peu à donner à tous venans leurs bons remedes, autant ſont-elles attentives à ne s'en point ſervir quand elles ſont malades, aimant mieux faire avec leurs prétendus ſecrets, des experiences ſur des ames viles

que

que de s'exposer à être elles-mêmes les victimes de leur ignorance.

Enfin ce qui paroît indécent à ces Dames charitables, c'est que dans des recueils qu'elles ont fait imprimer, de bien des sortes de remedes, on y trouve entr'autres, ceux qui conviennent aux maux Veneriens; ce qui pourroit faire penser à des gens disposez à juger témerairement, que les Dames, afin d'être plus sûres de l'effet de ces medicamens, n'auroient pas dedaigné de panser de leurs propres mains ces sortes de maux en certains endroits du corps des deux sexes, ou se seroit à elles un grand excés d'indecence de souiller leurs yeux par de tels spectacles.

EXTRAIT.

Il est vrai qu'on avoit entrepris d'établir des Accoucheurs à Athenes; mais cette histoire qui est sans doute la plus ancienne époque des Accoucheurs leur fait si peu d'honneur, & établit si parfaitement le droit des femmes qu'on doute qu'ils essayent jamais de s'en parer.

L'Areopage deffendit aux femmes la Medecine, & par consequent la fonction d'Accoucheuse, qui en étoit une dépendance. Plusieurs Dames Atheniennes blessées d'une Loy qui ne paroissoit pas s'accorder avec leur pudeur, aimerent mieux mourir que de consentir à être secouruës par des hommes. Une jeune fille nommée Agnodice touchée du malheur de ces Concitoyennes, prit le parti de se déguiser, & alla sous l'habit d'un homme, dans la fameuse Ecole d'Herophile s'instruire de la Medecine, & sur tout de l'Art d'Accoucher : Ensuite elle fit confidence de son sexe aux Dames d'Athenes, & eût parlà toute la pratique. Les Medecins jaloux de son bonheur dont ils ignoroient la vraïe cause, l'accuserent de chercher à corrompre les femmes sous prétexte de les secourir. Agnodice citée devant le Senat découvre son innocence par son sexe, mais les Accusateurs profitant de cet aveu contr'elle même, alleguent la Loy qui lui interdisoit la Medecine, & sur ce fondement on la condamne. Les femmes d'Athennes accoururent au Senat, crient à l'injustice, & se plaignent de la dureté des hommes, leur reprochent que ce sont moins des maris qu'elles trouvent en eux que des meurtriers, puisqu'ils condamnoient dans Agnodice la seule personne qui pouvoit leur épargner une mort cruelle, à laquelle elles s'exposeroient plûtôt qu'aux mains & aux yeux des hommes.

Le Senat comprit l'injustice de la Loy, & permit aux femmes de rentrer dans leurs droits sur la Medecine & les Accouchemens. Il est donc certain conclut l'Auteur, que la pudeur des premiers tems, s'est toûjours revoltée, contre la profession d'Accoucheur; & que cette profession étoit entre les mains des femmes avant que les hommes songeassent à s'en mêler.

Une preuve que le droit d'assister aux Accouchemens, n'appartient régulierement qu'aux femmes, c'est qu'il n'y a qu'elles encore aujourd'huy qui soient reçûës à faire apprentissage de ce métier dans les Hôpitaux. Il n'y a point de lieux destinez pour l'aprendre de même aux hommes de sorte qu'une femme n'acquiert le pouvoir de l'exercer publiquement, que par des preuves d'habileté qu'elle a données en particulier devant des personnes préposées pour en juger, au lieu qu'un homme se donne tout d'un coup pour accoucher ſur la foi des regles generales de la Chirurgie, qui n'empêchent pas qu'aux premieres occaſions qu'il a de travailler, il ne puiſſe faire bien des fautes que la ſeule experience d'une femme auroit fait éviter.

REPONSE.

La quantité de déſordres cauſez par les Accoucheuſes, à pluſieurs des plus conſiderables Dames d'Athenes obligea le Senat, pour empêcher de tels accidens à l'avenir, de deffendre aux femmes d'exercer d'avantage la fonction d'Accoucheuſe, & ordonna que les Chirurgiens ſeuls, leur rendroient ce ſervice: mais ces Dames trouvant que cette Loi en fixant leur volonté, donnoit atteinte à leur liberté aimerent mieux, aux dépens de leur ſanté & de leur vie, ſe revolter contre cette ſage Ordonnance que de s'y ſoumettre, & ſe livrerent plûtôt tête baiſſée & ſans refléxion, entre les mains d'Agnodice, ſans avoir aucune preuve de ſon ſçavoir faire, que de continuer à recevoir ce ſecours des hommes, comme elles ſaiſoient auparavant que le Senat eût prononcé ſur cette importante neceſſité, qui fera toûjours honneur aux Chirurgiens & qui eſt une preuve que l'époque qu'ils ſont en droit de compter pour s'être mêlez des Accouchemens, doit être beaucoup plus ancienne que de ce tems-là puiſque ce n'étoit que la ſuite de la d'exterité des Chirurgiens generalement reconnuë des Athéniens, & de la ſuperiorité de leur ſçavoir ſur celui des Accoucheuſes, qui fit donner cette Ordonnance par les Senateurs, ce qui fait voir que la pudeur y avoit moins de part, que la reſolution que prirent ces Dames de ne recevoir la Loi que de leur volonté, n'étant pas à douter, que ſi le Senat eût ordonné le contraire; ces mêmes Dames n'euſſent demandé avec le même empreſſement à être ſecouruës par des hommes.

L'Auteur de l'indecence s'abuſe donc étrangement quand il s'imagine que les Chirurgiens n'eſſayeront jamais de ſe parer de cette époque, puis qu'au lieu d'établir, comme il le prétend, le droit des femmes, rien au contraire ne prouve mieux l'ancienneté de la fonction des Accoucheurs, bien au-delà de cette même époque, puis qu'Agnodice, de l'aveu même de l'Auteur de l'indecence, fut obligée à frequenter l'école d'Herophile, pour apprendre l'Art d'accoucher; d'où il s'enſuit que les écoles de Medecine étoient en ce tems-là comme aujourd'huy les dépoſitaires de l'Art d'accoucher, comme du reſte de la Chirurgie, & par conſequent que les Medecins qui enſeignoient dans ces écoles qui étoient auſſi Chirurgiens, avant que la Medecine fut partagée, n'enſeignoient pas la pratique d'un Art dont ils n'avoient fait aucun uſage.

Mais au ſurplus quelle conſequence cet Auteur prétent-il tirer de cette hiſtoire de l'Areopage? Rien n'étant plus opposé aux maximes des femmes de ce tems-là, que le ſont celles des femmes de celui ou nous vivons; puiſqu'au lieu que nos Magistrats soient obligez de forcer nos Dames à prendre un secours, dont elles aïent un grand désir de se passer à l'exemple des femmes d'Athenes ce sont elles qui demandent à être accouchées par des hommes, avec toutes les instances possibles, par l'experience qu'elles ont de l'efficace & de la certitude du secours des Chirurgiens & des grands perils ausquels elles sont exposées, entre les mains des Sages-femmes.

Si l'Auteur entend que par faire apprentissage, ce soit se mettre chez un maistre ou chez un ouvrier, afin qu'en lui voyant faire sans cesse la même chose, l'on puisse parvenir à l'imiter parfaitement, il est facile de prouver qu'il n'y a point d'apprentissage en fait d'accouchemens, puisqu'il est impossible à la Maîtresse Sage-femme, de faire voir à l'apprentisse ce qu'elle fait en accouchant une femme pour deux raisons.

La premiere, c'est que si l'accouchement est naturel, l'enfant vient sans presque d'autre secours que celui de la nature. Secondement, s'il est contre nature, il faudroit que la matrice & les membranes qui contiennent l'enfant, aussi bien que les tégumens du bas ventre, fussent transparans, pour voir au travers comment une Sage-femme adroite conduit sa main dans la cavité de ce viscere pour mettre le fœtus en état de sortir aisément, & partant n'y aïant que la force de l'imagination & la raison seule qui puissent faire comprendre la d'exterité de cette manœuvre, un Chirurgien qui connoît parfaitement la structure interieure de ces sortes de viscere, en doit plus sçavoir sans autre apprentissage que celui de l'Anatomie & de la Chirurgie en general, qu'une Sage-femme aprés avoir demeuré quelque tems dans un Hôpital, puisque de l'aveu même de l'Auteur, les personnes préposées pour juger de leur capacité sont des Chirurgiens; sans que je prétende pour cela autoriser les fautes que ces derniers peuvent faire lorsqu'ils commencent à pratiquer, aussi bien que les Sages-femmes, mais je prétens que la connoissance qu'ils ont de la Chirurgie & & de l'Anatomie, jointe à l'experience, les met bien plûtôt en état de les éviter.

EXTRAIT.

Quand ces raisons ne détermineroient pas les femmes, a refuser leur confiance à un homme pour de pareils cas, il ne faudroit ajoûte l'Auteur que la pudeur pour les y engager. C'est par ce motif sur tous, que l'Auteur tâche de les faire entrer dans son sentiment.

RE'PONSE.

Quand les raisons que je viens d'alleguer; en répondant à celles de l'Auteur de l'indecence, ne détermineroient pas les femmes, à refuser leur confiance à une Accoucheuse, il ne faudroit que leur faire voir une chûte, relaxation, ou perversion de matrice, une supression, ou une perte involontaire d'urine, la sortie des excrémens par le vagin, les coherences vaginales, qui sont les suites ordinaires des Accouchemens, ou les Sages-femmes ont exercé des violences outrées, par leur ignorance en des occasions où il ne s'agissoit le plus souvent ; que d'avoir patience, & laisser agir la nature, pour en venir heureusement à bout. C'est dans cet état si triste que la pudeur souffre tout ce qu'elle peut souffrir lorsqu'une femme ainsi maltraitée, est obligée de se livrer toute entiere non-seulement à la vûë d'un, mais de plusieurs des plus experimentez, Chirurgiens pour reparer les fautes de la Sage-femme, comme je le fais voir dans un grand nombre de mes Observations. Aprés cela, l'Auteur s'efforcera-t'il encore de faire entrer les femmes dans les sentimens de pudeur & d'indecence, qu'il voudroit leur inspirer ?

EXTRAIT.

Il leur propose le fameux exemple de l'héritiere de Bourgogne, qui s'étant blessée à la chasse, dans un endroit de son corps qui devoit être le plus caché, aima mieux mourir que de découvrir sa blessure aux Chirurgiens ; & comme cette action pouvoit avoir ses censeurs, il raporte pour leur imposer silence l'Aprobation de Monsieur Bayle qui dit que si c'est une faute, elle fait honneur à la Princesse qui en est coupable, qui est une espece d'Heroine, & une Martyre de la pudeur.

RE'PONSE.

La difference est grande entre l'usage que l'Auteur prétend refuter & l'exemple de l'Héritiere de Bourgogne ; dans un Accouchement il ne s'agit que d'un simple attouchement, sans que les yeux de l'Accoucheur y aïent aucune part ; mais dans l'examen de la blessure de cette Princesse, dans les Operations qu'il auroit fallu lui faire, & dans les longs pansemens qu'il auroit fallu continuer, on n'auroit pû se dispenser de voir & de toucher journellement dans la suite d'un long traitement, toutes les parties que la pudeur engage à tenir cachées, & il auroit fallu même que plusieurs Chirurgiens en eussent été les Témoins: mais supposé que cet exemple eut un parfait raport à l'accouchement, je n'aurois pour l'aneantir, qu'à proposer le fameux exemple de l'Auguste Dauphine qui de nos jours a porté ce nom. Cette sage Princesse douée d'une aussi éclatante vertu; mais mieux éclairée des lumieres de la raison, que celle qui l'avoit précedée, sans vouloir être l'Heroine de l'entêtement d'un Medecin, a préferé le secours assuré d'un Chirurgien experimenté, à l'incertitude du sçavoir faire d'une Accoucheuse.

EXTRAIT.

Toutes les raisons qui vont à prouver que la pudeur ne permet pas de se servir d'hommes, se réduisent à dire, que dans ces rencontres l'usage des attouchemens est indispensable, & que tous attouchemens sont deffendus entre personnes de differens sexes.

On ne manquera pas d'opposer, qu'il ne faut pas confondre les attouchemens volontaires d'un homme, sur une personne qui les souffre par goût en pleine santé, avec ceux que la nature des maladies, & la necessité des operations oblige de faire; qu'autant que les uns sont criminels par la raison qui les produit & par les suites qu'ils peuvent avoir, autant les autres sont innocens, par l'innocence du motif, & par l'utilité de la fin Qu'une femme dans le travail de l'accouchement n'est occupée que d'une seule envie, qui est de s'en tirer avec succés, & qu'incapable alors de discernement & de gout pour la main qui la touche, elle n'aime que celle qui l'a délivre.

Que de l'autre côté un homme qui par ſon employ ſe trouve auprés d'elle en cet état n'eſt occupé qu'à ſaiſir & à obſerver le moment de la ſoulager, qu'attentif uniquement à l'objet qui l'occupe, il eſt bien éloigné des penſées badines qui flatent les ſens, & que les gemiſſemens & les cris d'une perſonne qui eſt en danger, n'inſpirent guere d'autres mouvemens, que ceux de la pitié & de la crainte. Voilà des raiſons pour prouver que la pudeur des deux ſexes ne riſque rien dans ces commerces neceſſaires. En voici d'autres pour faire voir qu'il eſt de l'interêt public de les autoriſer & de les maintenir. Nous raſſemblerons en abregé toutes ces Objections afin de raporter de même enſuite tout ce que l'Auteur y répond.

REʼPONSE.

Quand l'Auteur dit que tous attouchemens sont deffendus entre personnes de differents sexes, qu'il ajoûte s'il luy plaît, quand la jeunesse, la beauté, le badinage, la passion, & enfin l'amour en sont le principe, & que le crime en est la fin. Mais dans l'occasion dont l'Auteur parle, si j'osois manquer au respect que je dois au sexe pour un moment, je m'expliquerois bien differemment, en lui faisant voir, qu'au lieu d'un plaisir censuel dont il se fait une agréable representation, la peine que le Chirurgien a à y souffrir doit être d'un grand merite à celui qui s'y engage; mais je brise cour sur cet article, & je crains même d'en avoir trop dit, pour ne pas tomber dans une indecence tout opposée à celle que l'Auteur se figure.

EXTRAIT.

L'état est interessé, dira t'on, à conserver tout à la fois la mere qui

qui accouche, & l'enfant qui nait. Or rien n'y peut contribuer davantage, que la présence & l'attention d'un Chirurgien qui joint à la connoissance exacte de l'Anatomie, l'usage familier des Operations.

Si les femmes étoient seures d'accoucher heureusement, elles pourroient, je l'avouë, se passer d'hommes dans ces sortes d'occasions; mais qui peut répondre d'un tel bonheur, & n'arrive-t'il pas tous les jours, aux personnes les plus fortes en apparence, des accidens imprévûs qui demandent les lumieres & les ressources de la Chirurgie.

Pour peu que la nature s'éloigne de son cours ordinaire une Sage femme se trouble & s'embarasse, ou ce qui est encore plus à craindre, elle montre par ostentation une assurance qu'elle n'a pas; la mauvaise honte l'empêche d'avouer qu'elle a besoin d'aide, pendant ce tems là la malade se tourmente, elle s'épuise, les forces diminuent, elle tombe dans un abbatement, que certains secours donnez à propos auroient prévenu, & elle devient enfin la victime de l'ignorance & de la vanité de son Accoucheuse. En un mot le bon sens doit faire préferer un homme qui agit avec connoissance & par principes, à une femme qui n'a pour guide, qu'une routine aveugle, que le moindre accident déconcerte ; & puisque tout le monde convient qu'il y a des travaux difficiles où il faut necessairement recourir aux Accoucheurs, pourquoy veut-on qu'une femme dans l'incertitude du sort qu'elle aura, ne prenne pas toutes les suretez qui dépendent d'elle?

RE'PONSE.

On ne peut rien ajoûter aux Objections que cet Auteur se fait pour la necessité où est une femme, de prendre un Chirurgien pour l'accoucher, préferablement à une Accoucheuse; les raisons en sont détaillées d'une maniere à ne pouvoir pas s'en deffendre; mais le sort en est jetté, il a entrepris de deffendre une mauvaise cause, il ne lui manque pour y réussir, que de trouver des raisons plus fortes que celles qu'il a alleguées; cependant il aura bien de la peine à tirer d'un faux principe des consequences qui soient favorables à son opinion.

On ne peut pas en avoir une autre idée, puisqu'il conclût contre ces Objections sans en refuter aucune: Encore si par un retour de charité cet Auteur si rigide, se laissoit fléchir dans l'extrême necessité où non seulement le sçavoir faire, mais la force d'une Sage-femme vient à manquer, jusqu'à permettre à un Chirurgien qui auroit plus de force de venir au ſecours : Mais non , il vaut mieux , ſelon lui , que la mere & l'enfant periſſent que de les ſauver , dans la crainte de bleſſer la pureté des mœurs ; la mere pour le tems , & l'enfant pour l'éternité belle morale? pour un homme que l'on dit être ſorti d'un école de pieté.

EXTRAIT.

Quelques plauſibles que paroiſſent ces Objections , nôtre Auteur ne s'y rend pas, il ſoutient toûjours que la profeſſion d'Accoucheur , eſt également indecente & inutile.

Les preuves d'indecence, il les tire du précepte aux femmes, de ne ſouffrir ſous aucun prétexte les attouchemens des hommes. Il dit que cette Loy generale n'excepte point les Accouchemens, que quoique l'operation pour laquelle les Chirurgiens ſont appelez, ſoit grave & ſerieuſe, elle peut donner lieu à des désirs & à des mouvemens libres, que le toucher est le plus dangereux de tous les sens, par la raison qu'il est le plus seducteur, & qu'il ne séduit si puissamment, que par ce qu'il agit plus universellement sur le corps, parce qu'il est comme le sens universel, le sens des sens, qui se rencontre dans tous les autres, & qu'il affecte & remuë tous les organes ; d'où l'Auteur conclut que les femmes ayant à se deffendre contre le plus imperieux de tous les sens, elle ne sçauroient répondre d'elles-mêmes de leur imagination, ni de celles des Accoucheurs.

R E' P O N S E.

J'ai assez fait voir dans mes précedentes réponses, de quelle utilité étoit un homme experimenté dans les Accouchemens, sans qu'il y ait d'indecence à s'en servir, pour ne plus repeter la même chose: Mais je ne puis me dispenser de faire remarquer, que l'Auteur se servant ici du terme d'operation, ce que font les Accoucheurs & les Sages-femmes pour soulager leurs malades, ne doit point être confondu sous le terme d'attouchemens; Or comme il n'y a ni Saints Peres, ni Loy, ni Docteurs qui deffendent aucune operation de Chirurgie, en quelque partie du corps, ni de quelque nature qu'elle soit; il faut ou que l'Auteur avouë qu'il a tort de deffendre celle ci, quand elle est faite par un Chirurgien, puisqu'elle n'est pas seulement définie comme les autres Operations de Chirurgie, un moïen de rendre & conserver la santé, mais aussi de conserver la vie à une mere, & de procurer la vie corporelle & spirituelle à un enfant, qu'ils perdroient souvent sans ce secours; ou qu'il soutienne avec opiniatreté sa mauvaise raison sur des attouchemens prétendus illicites. Je suis même persuadé que cet Auteur parle de bonne foi; car il s'exprime trop bien sur le sens de l'attouchement, pour ne l'avoir pas trés délicat, & il eſt à ſouhaiter pour lui, que ſes yeux & ſes oreilles ſoient moins ſuſceptibles des impreſſions qu'il apprehende pour ſon toucher.

EXTRAIT.

Et ſur ce qu'on lui objecte, qu'il faudroit pour la méme raiſon, deffendre abſolument toutes les operations de Chirurgie que les femmes à l'occaſion de differens maux, ſont obligées de ſouffrir ſur des parties cachées. Il répond que dans les Cloîtres, & même dans le monde, il y a eû des perſonnes qui ont preferé la mort à la honte de ces operations. Que la ſanté d'une Chrétienne ne doit pas être rachetée à des conditions ſi humiliantes à la nature, & ſi perilleuſes à ſa vertu.

R E' P O N S E.

Ces prétenduës conditions humiliantes aux femmes, ne sont qu'un leurre de la part de l'Auteur de l'indecence. Toutes les parties malades sont égales aux yeux & au tact du Chirurgien; j'ai été apellé dans des Cloîtres, comme dans les Maisons des particuliers, pour des maladies que la necessité fait traiter, & que la bienséance fait taire. Quand l'Ecriture a dit, honore le Medecin à cause de la necessité; Dieu a crée les medicamens, l'homme prudent ne les aura pas en horreur, & tant d'autres choses de cette nature, c'est sans acception de personnes, ni distinction de parties. Cet Auteur au contraire trouvera-t'il quelque passage dans cette même Ecriture, qui permette à une mere de s'ôter la vie, & de priver son enfant de celle qu'elle lui a communiquée, sans se rendre coupable, de ce que Dieu deffend dans son cinquiéme commandement, nonobstant les raisons de honte & d'indecence, & les conditions humiliantes

liantes que l'Auteur rapporte, pour les y autoriser, plûtôt que d'accepter le secours d'un Chirurgien. Pour ce qui est des personnes qui dans le monde ou dans les Cloîtres, ont préferé la mort, à la honte de s'exposer aux yeux des Chirurgiens ; je ne crois pas qu'elles aïent eû, ni qu'elles eussent encore à présent, les casuites les mieux sensez, ni même les plus rigides, pour approbateurs de leur conduite.

E X T R A I T.

Que d'ailleurs on n'attend pas les douleurs de l'Accouchement pour apeller les Accoucheurs ; que souvent on leur confie les premiers soupçons de grossesse, & que ces soupçons ne s'éclaircissent que par des détails indecens, dont les yeux & la main cherchent la preuve.

R E P O N S E.

C'est avec autant de necessité que

de raiſon qu'une femme en pluſieurs occaſions doit s'éclaircir avec ſon Chirurgien des premiers ſoupçons de ſa groſſeſſe. Elle peut éviter par ce moïen, le péril d'un avortement, où quantité de femmes ſe ſont exposées & l'ont même ſouffert, pour avoir entrepris mal-à-propos de faire des voyages, des danſes, & d'autres actions violentes, dont elles ſe ſeroient diſpenſées, ſi elles s'étoient aſſurées de leur état par cette ſage précaution, dont le détail n'eſt ni opposé à la pudeur, ni indecent, quand il ſeroit vrai de dire que les yeux & la main devroient être les inſtrumens de cette recherche; mais qui ſont tous deux également inutiles en cette occaſion.

EXTRAIT.

Qu'il y a d'autant plus de danger dans ces aproches, que dés qu'un Accoucheur viellit. Ce ſont donc, pour parler avec l'Auteur, des hommes encore frais, entre les mains deſquels on met de jeunes femmes. Il ajoûte que le haut rang des personnes qui se servent principalement d'Accoucheurs, n'est pas même un préservatif contre ce danger, parce que l'imagination ne respecte personne. Qu'enfin si l'on a en divers tems aboli les usages contraires à la pudeur, comme par exemple de juger de la majorité naturelle par les yeux, & de la validité du mariage par les épreuves d'un congrés, il n'est pas moins de la sagesse des Princes & des Magistrats de s'opposer aux entreprises indécentes que les Accoucheurs font sans necessité, sur les droits anciens & naturels des Sages-femmes.

R E' P O N S E.

Il y a d'autant moins de danger dans ces approches, qu'il est rare de voir des jeunes Chirurgiens accoucher. Mais au contraire, cette profeſſion n'étant embraſſée pour l'ordinaire que par des Chirurgiens d'un âge avancé, & d'une diſcretion generalement connuë qui leur donnant dans le monde une réputation d'hommes ſages & circonſpects, les femmes de quelque qualité & condition qu'elles ſoient ne riſquent rien à ſe mettre entre les mains de ces Chirurgiens dont l'imagination eſt depuis long-tems à toute épreuve, & qui ont toute la retenuë que leur profeſſion demande, en auſſi grande recommandarion qu'il paroît, que l'Auteur craindroit lui-même d'en peu avoir en pareille rencontre.

Quel raport y a-t'il entre l'exemple qu'il donne du congrés, & la matiere qu'il traite ? Autant que les Magiſtrats ont eû de raiſon d'abolir cette ridicule preuve, autant aujourd'hui les Princes & leurs Miniſtres, ont-ils d'obligation d'encourager les Chirurgiens à ſe perfectionner dans l'utile emploi des Accouchemens, tant par le progrés qu'ils y font, & l'avantage que le public en retire journellement, que pour empêcher à l'avenir les désordres & les meutres que causent, sur tout à la campagne les Sages-femmes, tant aux meres qu'aux enfans, manque de sçavoir & d'experience.

C'est aussi ce que le feu Roi Loüis le Grand, avoit trés bien compris, lorsque pour encourager les Chirurgiens de son Royaume à se perfectionner dans cette partie de leur Art, il accorda à Monsieur Clement, Accoucheur des Princesses de France, des Lettres de Noblesse, dans lesquelles il declare qu'en lui accordant ce titre d'honneur, il a pour principale vûë, le même motif qu'il a eû de tems en tems, de recompenser par ce titre honorable, qui est ordinairement le prix des services rendus dans la profession des armes, ceux qui dans d'autres professions qui demandent de l'experience, de la sagesse, & de la conduite, en ont donné des marques solides,

EXTRAIT.

Aprés avoir combattu tout ce qui tend à justifier la profession d'Accoucheur du côté de la bienséance, l'Auteur s'efforce de détruire ce qui est allegué du côté de l'utilité, & pour cela il remarque qu'excepté Paris où cette profession s'est introduite, elle est inconnuë presque par tout ailleurs, ce qui apparemment ne seroit pas si l'interêt public eût demandé le contraire. Ensuite il soutient qu'il n'y a pas une femme entre cent peut-être, pas une même entre mille, qui ait besoin d'Accoucheur. Que les femmes naturellement adroites, sont trés propres à ce genre d'operation, auquel elles se sont formées, qu'il n'arrive pas plus d'accidens entre leurs mains qu'entre celles des hommes, ni dans les Provinces plus qu'à la Cour; que s'il y a des Sages femmes ignorantes, le blâme en retombe sur les Chirurgiens qui les ont reçûës, & c'est une raison pour conclure qu'ils doivent s'appliquer à les mieux inſtruire, mais qu'il ne s'enſuit pas qu'ils ſoient en droit de faire eux-mêmes pour elles, une fonction qui n'appartient qu'à leur ſexe.

REPONSE.

L'Auteur aprés avoir inutilement tanté toutes ſortes de moïens pour ſoutenir ſon indécence, s'efforce auſſi vainement de vouloir détruire l'utilité d'un Accoucheur : non-ſeulement dans les Accouchemens naturels & ordinaires. Mais même dans les plus laborieux & les plus difficiles. La profeſſion d'Accoucheur, eſt inconnuë, dit-il, par tout ailleurs excepté Paris où elle eſt introduite La fauſſeté de cette propoſition eſt toute notoire, puiſqu'il n'y a point de Villes ni même de Bourgs un peu conſiderables où il n'y ait des Chirurgiens qui ſe mêlent d'accoucher. Dans la Ville où je ſuis qui n'eſt pas des plus conſiderables de nôtre Province, nous ſommes deux qui en faiſons ouvertement profeſſion.

Ce qu'il dit enſuite, qu'entre cent & même mille femmes qui accouchent, il n'y en a pas une qui ait beſoin d'Accoucheur, n'eſt pas avancé moins temerairement, puiſque de quatre Accouchemens que je fis il y a quelque temps dans un même jour, il y en eût deux naturels que la femme la moins entenduë auroit pû faire, & deux contre nature, dont les enfans n'auroient jamais vû le jour ſans le ſecours que je leur donnai, comme auroit pû faire tout autre Chirurgien Expert, mais qui ſeroient trés certainement morts au ventre de leurs meres, qu'ils auroient auſſi fait perir, ſi ces Accouchemens avoient été abandonnées à des Sages-femmes même des plus routinées, au lieu que ces meres & ces enfans ſont preſentement bien vivans.

Je ne diſconviens pas qu'une femme naturellement adroite, vertueuſe, & qui aïant eû de l'éducation, ſe ſeroit fait inſtruire par un habile Accoucheur, comme fit Agnodice dans la fameuſe école d'Herophile, ne fut trés propre pour être Sagefemme : mais encore un coup, une pareille femme ne veut pas ſe commettre à un tel métier, où il y a des veilles & de grandes peines à eſſuyer & peu de profit à faire. De plus il ne ſe trouve point à préſent de ces Héroines que le point d'honneur, & une loüable émulation, porte à tout entreprendre pour ſe pourvoir de ces rares talens.

Nous voyons au contraire journellement de la part des femmes qui embraſſent cette profeſſion, de ſi cruels, de ſi triſtes, & de ſi funeſtes évenemens, qu'ils font frémir d'horreur tous ceux qui en ont connoiſſance: ce qui arrive à Paris comme en Province par la fauſſe gloire de ces ignorantes, qui attendent le plus ſouvent à l'extremité à demander le ſecours des Chirurgiens, & pour peu qu'on doute de ce que j'avance il ne faut pour ſe convaincre de la verité, que lire les livres de Meſſieurs Peu, Mauriceau, & des autres Accoucheurs.

Pour ce qui eſt de l'inſtruction des Sages-femmes dont l'Auteur prétend imputer le défaut, aux Chirurgiens qui les reçoivent, & qui ſelon lui, devroient les mieux inſtruire ; ce que l'on peut dire à cet égard, c'eſt 1°. Que l'Auteur en diſant cela, ſe contredit dans ſon ſiſtéme, car s'il eſt vrai que les Chirurgiens ne doivent point exercer la profeſſion d'Accoucheur, comme il le prétend, ils n'ont point dû s'inſtruire inutilement de cette profeſſion, & par conſequent il eſt injuſte de les juger capables de bien inſtruire les autres de ce qu'ils ne doivent pas ſçavoir eux-mêmes. Mais cette premiere revûë miſe à part, l'Auteur devroit au moins ſçavoir, qu'une Sage-femme peut répondre en perroquet, aux queſtions de pratique que lui font des Chirurgiens, ſans ſçavoir comme il faut s'y prendre pour executer ce qu'elle dit, & l'accouchement n'étant pas une operatien dont les yeux puiſſent être les Juges, comme d'un bras ou d'une jambe que l'on coupe, les Examinateurs ſont obligez de s'en tenir aux Réponſes de la Recipiendaire, & par conſequent la déclamation de l'Auteur auſſi mal fondée, ne merite pas de réplique, ſi ce n'eſt pour l'avertir qu'en taxant les Chirurgiens de négligence dans l'examen de la capacité des Sages-femmes qu'ils reçoivent, il auroit dû faire participer à cette negligence Meſſieurs les Medecins ſes Confreres qui ſont appellez à ces examens, où ils ont droit de ſuffrage qu'ils ne refuſent jamais, dés qu'ils ont reçû l'honoraire qui leur eſt attribué ; mais l'uſage eſt parmi ces Meſſieurs de rejetter toûjours la malfaçon ſur les Chirurgiens & de ſe donner pour impeccables, ce qu'il ne leur ſera pourtant pas facile de perſuader au public.

EXTRAIT.

Que d'ailleurs la plûpart des Accouchements laborieux qu'éprouvent les femmes, ne viennent que de ce qu'elles n'ont pas ſçû ſe ménager dans leur groſſeſſe.

RE'PONSE.

Le manque de ménagement dans

la grossesse n'est pas la plus frequente cause des Accouchemens laborieux; & j'ai bien accouché des femmes de trés mauvais Accouchemens qui n'avoient rien à se reprocher sur cet article.

EXTRAIT.

Or le régime qui leur convient dans ce tems-là, & qui doit être different suivant la difference des temperamens, ne peut jamais être prescrit que par des Medecins sages & experimentez, qui connoissent les sources des maladies; & non pas un nouveau genre d'operateurs inconnu à nos peres, par une sorte d'amphibie mal aisée à définir.

RE'PONSE.

Le régime d'une femme grosse ne consiste qu'à lui accorder ce qui est de son goût, quand ce sont des choses qui ne sont pas absolument mauvaises, la restraignant seulement sur la quantité en lui faisant entendre, que son état demande un ménagement particulier, tant pour elle que pour son enfant.

Les Medecins les plus sensez conviennent de bonne foi qu'un habile Chirurgien versé dans la pratique des Accouchemens est moins capable de faire des fautes en traitant des femmes grosses & accouchées qu'ils ne sont eux-mêmes, aussi bien que dans le traitement des enfans. Monsieur le premier Medecin le declara hautement dans la maladie du dernier Dauphin, à l'égard de Monsieur Clement. Au reste le nom d'Accoucheur est beaucoup moins barbare que celui de Lithotomiste, ce dernier étant dérivé de la langue greque, & l'autre aïant une étimologie tout au plus latine, enfin cet amphibie se définit par operation de la main sans aucune difficulté qui ait été inconnuë à nos peres.

EXTRAIT.

Car un Accoucheur ne se donne plus pour Chirurgien, il est est au-dessus, il lui ordonnera ; de sorte que s'il faut saigner, operer ou panser, un autre Chirurgien que l'Accoucheur executera tandis que lui raisonnera, conseillera, ordonnera, lui seul enfin donnera ses avis. Si la fiévre ou d'autre maux surviennent à cette accouchée, il fera ses ordonnances, & mettra en besogne la Chirùrgie & la Pharmacie. L'Auteur déclame contre cet abus, & de peur qu'on ne se laisse éblouir par la réputation d'habileté que certains Accoucheurs se sont faite, ou par les ouvrages qu'ils ont donnez au public, il prend soin d'insinuer que ces Accoucheurs ne doivent toute la vogue qu'ils ont eûë qu'à une étoile favorable, & que les traitez qui ont paru ſous leur nom ne ſont que des copies imparfaites, de ce que d'anciens Medecins avoient obſervé avant eux ſur cette matiere.

REPONSE.

Je demanderois volontiers à l'Auteur, à quel degré d'élevation un Accoucheur peut aſpirer? Tant qu'il accouche, il eſt Chirurgien & rien davantage. A la verité, les fatigues outrées qu'il a ſouvent à eſſuyer, & les mauvaiſes nuits qu'il paſſe ſans prendre de repos, le faiſant vieillir avant le tems, peuvent rendre ſa main tremblante, & le mettre dans l'impuiſſance de ſaigner, mais tout le reſte s'execute par l'Accoucheur quand ſa réputation eſt ſoutenuë par une longue ſuite de faits inconteſtables & bien approuvez, comme pluſieurs Accoucheurs ont fait dans ce dernier ſiécle. Les termes d'abus, & de ſe laiſſer éblouir ſont trés mal placez à l'égard des Accoucheurs, par l'Auteur de l'indecence; mais il se prend à toutes branches sans pouvoir être stable sur aucune. Un Accoucheur qui a vieilli dans sa profession, n'est-il pas en droit de donner ses avis, de conseiller, d'ordonner, & de mettre la Chirurgie & la Pharmacie en besogne, quand il s'agit des maladies des femmes qui sont sous sa direction, mais a-t'on jamais vû qu'un Chirurgien Accoucheur ait, dans ces occasions, mandé un autre Chirurgien à son secours, à moins qu'il ne fasse une profession particuliere des Accouchemens, & cela pour conferer avec eux dans des cas extraordinaires & trés difficiles, lui qui est preferé aux autres pour traiter les maux qui viennent aux parties cachées, non-seulement des femmes qu'il accouche, mais encore à celles qu'il n'a jamais connuës, parce qu'un Accoucheur leur fait moins de peine qu'un autre dans ces occasions : ce qui a fait, par exemple que tout foible Chirurgien que je suis j'ai été appelé plusieurs fois à vingt & trente lieuës de Valognes, quoique les Dames pour qui j'allois, fussent

ſent à portée, de conſulter de trés habiles Chirurgiens, n'aïant quoi qu'en diſe l'Auteur, jamais commis de Chirurgien à ma place pour faire quelque operation que ç'ait été.

Mais que peut entendre l'Auteur, quand il dit que les traitez qui ont paru ſous les noms des Accoucheurs, ne ſont que des copies imparfaites de ce que d'anciens Medecins avoient obſervé avant eux ſur cette matiere; & comment ne s'eſt-il pas aperçû, qu'en avançant cette fauſſeté, il ſe contredit luy même groſſierement au ſujet de cet amphibie qu'il prétend avoir été inconnu à nos peres, puiſque ſelon lui, nos peres ont été eux mêmes ces amphibies, car ſi d'anciens Medecins avoient obſervé, comme il dit, ce qu'on lit dans les livres des Accoucheurs modernes; il faudroit qu'ils euſſent eux-mêmes pratiqué les Accouchemens; ce qui jette l'Auteur de l'indecence dans une terrible contradiction.

Mais cet Auteur ne prouvera jamais ce qu'il avance à cet égard; & on le défie à coup ſur, de faire voir dans les livres des anciens Medecins les observations dont les Accoucheurs modernes ont enrichi cette partie de la Chirurgie, & les découvertes qu'ils y ont faites.

EXTRAIT.

Au reste il assure qu'en se declarant contre les Accoucheurs, il n'attaque pas pour cela les Chirurgiens en general, & encore moins ceux de Paris dont-il connoît la capacité & le merite. Il ne blâme que cette espece de gens qui inconnus peut-être, ou peu employez dans la profession de Chirurgie, ont trouvé le secret de s'en faire une autre, que le bien public ne demandoit point, & que la pureté des mœurs défend.

RE'PONSE.

Voici une conclusion tirée par les cheveux autant qu'elle le peut être.

Qui eſt l'homme de bon ſens qui voudra y faire un peu d'attention, qui n'y trouvera pas autant de contradictions que de mots ? Quelle raiſon cet Auteur auroit-il d'attaquer les Chirurgiens en genéral, & quel droit a-t'il d'excepter ceux de Paris ? Où a-t'il jamais vû des gens inconnus ſe faire une profeſſion particuliere des Accouchemens, faute d'être employez dans la Chirurgie, puiſque comme je l'ai fait voir, l'emploi des Accouchemens n'eſt que la ſuite d'une pratique conſommée dans l'Art dont ils ſont une des principales parties, & qui demande ſouvent des operations d'une extrême difficulté. Enfin ſi la pureté des mœurs deffend aux femmes de la campagne de ſe faire accoucher par des hommes, quel privilege ont celles de Paris pour en joüir en particulier. Mais cette exception que fait l'Auteur des Accoucheurs de Paris, n'eſt de ſa part qu'une mauvaiſe récrimination. On ſçait que c'eſt à ceux-là même qu'il en veut d'avantage, parce qu'il les trouve ſouvent en des lieux, où leurs conseils prévalent sur les siens.

Conclusion de la Réponse.

Le résultat de la réponse que nous avons faite à l'extrait du livre de l'indécence, se reduit à faire entendre au public. 1°. Que la necessité excuse l'indécence aux femmes de se faire accoucher par des hommes. 2°. Que le danger où sont la mere & l'enfant de perir bien plûtôt entre les mains des femmes qu'entre celles des hommes, établit cette necessité. 3°. Que cette necessité durera tant que les femmes n'apprendront pas la Chirurgie pour être de bonnes Accoucheuses, ce qui seroit une indécence pour elles, puisqu'il faudroit qu'elles en fussent instruites par les hommes.

L'Arrest de l'Areopage prouve que les Chirurgiens étoient Accoucheurs avant ce tems-là, & que si on accorda aux femmes la permission d'accoucher, on ne l'ôta pas aux Chirurgiens. Il est & sera toûjours permis aux personnes imprudentes de se confier aux Sages-femmes, sans qu'il ſoit deffendu aux femmes ſenſées de prendre des précautions dignes de la prudence Chrétienne, pour conſerver leur vie & celle de leurs enfans, en ne ſacrifiant pas l'une & l'autre, aux vains ſcrupules d'une indécence imaginaire que Dieu ni les hommes raiſonnables n'approuveront jamais.

Il eſt de la ſageſſe entre deux inconveniens de choiſir le moindre : Or ſeroit-ce agir en femme Chrétienne d'aimer mieux tuer ſon enfant ſouvent ſans lui aſſurer la vie de l'ame par le Baptême, que de permettre un attouchement qui ſeroit indécent en tout autre tems, mais auſſi innocent que neceſſaire en celui dont il s'agit. Un ſcrupule ſi peu fondé eſt un reſte de Phariſianiſme, qui s'attache à l'écorce de la Religion, & qui en néglige l'eſprit qui eſt la charité & la juſtice. L'indécence n'eſt pas un peché, au contraire l'indecence conſeillée par la charité, eſt une action trés louable, & que voit-on autre choſe que des actions apparemment indécentes ; mais au fond trés pieuſes dans tant d'Hôpitaux, où de saintes Filles ont soin de secourir les pauvres malades de tout sexe? On peut faire un mauvais usage des meilleures choses, s'ensuit-il pour cela qu'elles cessent d'être bonnes? faudra t'il donc abolir l'usage de la Medecine & de la Chirurgie, supposé qu'il y eût des Medecins & des Chirurgiens assez malheureux pour en abuser?

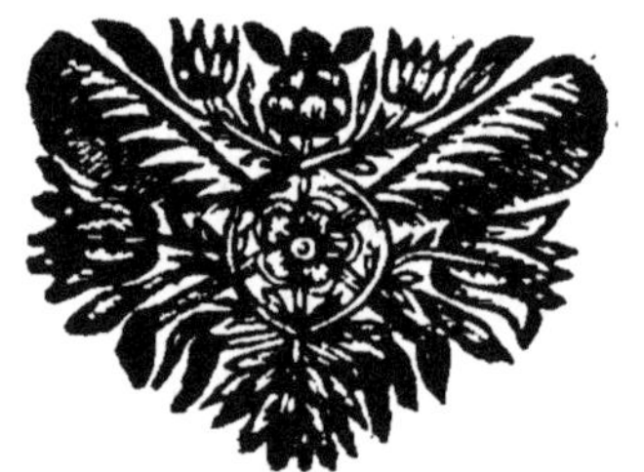

RÉPONSE
A LA
DISSERTATION
Sur l'obligation aux Meres de nourrir leurs Enfans de leur propre lait.

*

REPONSE A LA DISSERTATION DE L'AUTEUR DE L'INDECENCE,

Sur l'obligation aux Meres de nourrir leurs Enfans de leur propre lait.

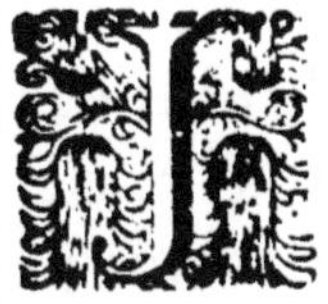

JE ne conteste point à l'Auteur de l'Indécence, que l'obligation aux Meres de nourrir elles mêmes leurs Enfans, ne soit de droit naturel ; je conviens que c'est une verité constante & reconnue de tout tems, pratiquée plus generalement & plus regulierement dans les premiers tems du monde, qu'elle ne l'a été dans la suite des siecles, & que les femmes un peu aisées ſont aujourd'hui tres blâmables de s'en diſpenſer de plus en plus, ſur des pretextes tres frivoles, comme ſont ceux d'une fauſſe honte de ſe ſingulariſer parmi les perſonnes de leur rang, qui ſont dans l'uſage de s'en diſpenſer par pareſſe, par moleſſe, par amour propre, pour le maintien de leur beauté; & les perſonnes d'une grande diſtinction, ſous ombre qu'il eſt malſéant à des Dames de leur qualité de deſcendre à des emplois ſi bas, qui ne doivent occuper que des malheureuſes. J'adopte toutes les raiſons qu'allegue l'Auteur pour détruire ces faux pretextes; & je tombe d'accord avec lui que bien que l'uſage des nourrices ſoit fort ancien, l'ancienneté d'un mal ne preſcrit point pour le rendre bon. Je ne ſuis pas moins perſuadé que lui qu'on expoſe tres ſouvent les enfans à de grands perils, en leur donnant des nourrices étrangeres, & que les meres s'expoſent elles-mêmes à des incommoditez conſiderables en ne les nourriſſant pas.

Mais je crois d'ailleurs que les mêmes raiſons de Phyſique, de Medecine, de Morale & de Politique, que l'Auteur employe pour rendre cette l'obligation, autant qu'il peut, indiſpenſable, peuvent de même ſervir à prouver qu'il y a quantité de meres qui expoſeroient leur vie & celle de leurs enfans, ſi elles les nourriſſoient elles-mêmes, en des cas que l'Auteur traite de faux pretextes, & que je regarde comme des diſpenſes tres legitimes d'une obligation ſi generale.

L'Auteur convient que les meres ſont legitimement diſpenſées de nourrir leurs enfans en deux occaſions. 1°. Quand elles ſont actuellement malades: 2°. Quand elles ne peuvent les alaiter, ſoit à cauſe de la mauvaiſe diſpoſition de leurs mammelles, ou par un défaut d'humide dans leur complexion, qui ne leur permet pas de fournir une ſuffiſante quantité de lait à leurs enfans.

Il rapporte enſuite les raiſons ſur leſquelles les Payens diſpenſoient les meres de cette obligation, qui étoient 1°. Leur état languiſſant & mal ſain. 2°. L'envie ou la neceſſité de multiplier les enfans pour en peupler les familles. Un homme celebre, dit l'Auteur, y ajoûte les infirmitez de l'enfant, qui pourroient alterer la ſanté de la mere : à quoi il joint une quatriéme raison alleguée par la plûpart des meres, c'est la contradiction de leurs maris, qui, croyant, poursuit l'Auteur, que leurs femmes ne sont faites que pour eux, les obligent à se refuser à leurs enfans.

L'Auteur prétend que ces dispenses qui ont paru legitimes aux Payens, souffrent pourtant de grandes difficultez. La raison qui se prend, selon Scevole de Sainte Marthe, des infirmitez que l'enfant pouroit communiquer à sa mere, ne lui paroît pas bien fondée, parce que dit l'Auteur, si le lait de la mere étoit jugé plus propre qu'un autre lait pour le soulager de ses infirmitez, elle ne pouroit pas en conscience lui refuser ce secours. A quoi je repons qu'il faut faire distinction d'infirmitez : si c'étoit une gale simple, ou quelqu'autre incommodité qui ne mît point la vie en danger, à la bonne heure ; mais si c'étoit un mal qui se communiquant à la mere, pût la mettre en danger de perir, comme pouroient être le scorbut, le mal venerien, ou quelqu'autre maladie contagieuse qui pût la mettre dans un peril éminent, la mere ne ſeroit point obligée de riſquer ſa propre vie pour ſoulager ſon enfant, parce que ſelon la Loy de nature & celle de l'équité, c'eſt plûtôt à l'enfant de donner ſa vie pour le ſalut de ſa mere, afin de luy faire une eſpece de reſtitution de celle qu'il tient d'elle, qu'à la mere de donner la ſienne pour ſauver ſon enfant, à qui elle n'eſt redevable que des fatigues de ſa groſſeſſe, & des peines qu'elle a ſouffertes dans un long & rude travail, qui ne demanderoient de ſa part aucun retour, ſi la tendreſſe maternelle ne prévaloit ſur ces peines, dont la mémoire s'efface aiſément pour faire place à l'amour, qui ſeroit outré s'il alloit juſqu'à s'engager à faire à ſon enfant un ſacrifice de ſa vie : prérogative reſervée à l'amour ſans bornes du Sauveur du monde, qui a bien voulu donner la ſienne pour des ingrats qui la tenoient de ſa bonté infinie.

La raiſon tirée de la volonté du mari, qui revendique ſes droits ſur ſa femme par préference à ceux de l'enfant, ne ſatisfait pas l'Auteur pour deux raiſons. 1°. Parceque cette volonté du mari peut être de concert avec l'incontinence de la femme : 2°. Parce qu'une femme en nourrissant son enfant, peut aussi bien vivre avec son mari, que vivent avec les leurs les nourrices à qui l'on donne des nourrissons.

Cependant comme l'Auteur lui-même avoue qu'en pareil cas S. Paul semble disculper une femme, qui, selon cet Apôtre, doit être soûmise à son mari, & ne lui doit être soustraite pour quelque cause que ce soit ; je prends contre l'Auteur l'affirmative avec S. Paul, & j'estime qu'en cette occasion elle doit plûtôt se soûmettre à son mari, cette soûmission étant de precepte, que de satisfaire à l'obligation de nourrir son enfant, qui n'est que de simple conseil, parce qu'en matiere de Morale, plus encore qu'en toute autre, entre deux obligations ausqüelles on ne peut pas satisfaire en même tems, il faut preferer la plus essentiellement obligatoire, qui est celle de precepte, à celle qui l'est moins, n'étant que de conseil.

La raison de Plutarque, qui prétend que le desir ou la necessité de peupler une famille par la multiplication des enfans, diſpenſe une mere de les nourrir, n'a pas plus d'attrait pour l'Auteur que les précedentes ; pour deux raiſons. 1°. Parce que nous ne ſommes plus, dit l'Auteur, au tems des Patriarches, qui avoient en vûe dans leurs mariages le plaiſir de ſe voir au milieu d'une nombreuſe famille, qui faiſoit leur richeſſe par le profit qu'ils tiroient du travail de leurs enfans ; mais aujourd'hui que le travail eſt devenu honteux aux perſonnes aiſées, & que les enfans ne ſongent qu'à jouir des richeſſes de leurs peres, le nombre des enfans eſt devenu formidable. 2°. Parce que de ſi fréquentes groſſeſſes & de ſi fréquens accouchemens alterent la conſtitution des meres, & leur font procréer des enfans foibles & mal-ſains, dont la plûpart meurent avant le tems. Ainſi les Familles & même l'Etat s'en trouveroient mieux, ſi les meres faiſoient la moitié moins d'enfans, qui fourniroient à la Republique des hommes forts, vigoureux, & d'une ſanté propre à ſoûtenir toutes ſortes de fatigues dans les plus pénibles emplois & les plus utiles à l'Etat.

Mais c'eſt ce même interêt d'Etat

qui m'empêche d'être du ſentiment de l'Auteur, parce que generalement parlant, dans les familles fécondes où les anfans ſe multiplient fréquemment, on ſçait par experience que s'il en meurt quelques-uns, il y en reſte toûjours un plus grand nombre que dans celles où il ne s'en procrée que tres peu, qui ſont ſouvent réduites à n'en plus avoir. Cependant quoique je ne ſois pas à cet égard du ſentiment de l'Auteur de l'Indecence, je ne crois pourtant pas que cette raiſon de multiplier les enfans, diſpenſe legitimement les meres de nourrir autant qu'elles peuvent, ceux qu'elles mettent au monde, à moins que la volonté de leurs maris, auſquelles elles doivent être ſoûmiſes par precepte, ne ſe joignent abſolument pour les en empêcher.

Deux autres raiſons de diſpenſer les meres de nourrir leurs enfans, que l'Auteur regarde comme de faux pretextes, me paroiſſent des cauſes tres legitimes pour les diſculper d'un ſemblable devoir. Ce ſont la foibleſſe de leur poitrine & la délicateſſe de leur temperament. Voici ce qu'allegue l'Auteur contre la premiere raiſon. Rien, dit-il, ne détruit tant la poitrine, ſelon l'opinion commune, que la fonction de nourrice, cependant un des plus fameux Medecins d'Angleterre, * où les Pthyſies ſont tres communes, fait obſerver que les meres menacées en apparence de cette fâcheuſe maladie, s'en preſervent en nourriſſant leurs enfans : *Etiamſi tabidæ videantur natura ſua & graciles, tamen inter lactandum pingueſcunt.* Mais comme l'Auteur de l'Indecence pretend que le préjugé de cette prétendue foibleſſe de poitrine cauſée par l'alaitement d'un enfant, n'eſt fondée que ſur la perte que fait la mere de ſes propres ſucs, pour fournir à l'enfant qu'elle nourrit, le lait dont il a beſoin, il s'efforce de faite voir par un calcul qui ne peut pourtant être bien juſte, que la ſuppreſſion des menſtrues redonne à une nourrice à peu pres la même quantité de ſucs qu'elle donne en lait à ſon enfant. Mais malgré l'illuſion d'un tel calcul, & ce que le Medecin Anglois avance dans ſa Phyſiologie, je ſoûtiens à l'Auteur que tout ce

* *Morton, dans ſa Phyſiolog. page 3.*

qu'il propoſe eſt contraire à l'experience : ce qui paroîtra par une obſervation que je vais rapporter , entre beaucoup d'autres que je pourois produire ſur le même ſujet.

La femme d'un Officier de nôtre ville, d'un temperament chaud & ſec , que j'avois accouchée pluſieurs fois , voulut par un entêtement bizarre , & même dans un âge aſſez avancé , commencer à être nourrice. J'eus beau lui repreſenter que ſon temperament s'y oppoſoit , qu'elle n'avoit pas aſſez de lait pour faire une bonne nourriture ; que ſon lait qui étoit épais , d'une couleur tirant ſur un jaune verdâtre & d'un goût ſalé , ne convenoit point à ſon enfant : & de plus que ne s'étant point faite à ce manege pour ſes premiers enfans , il étoit trop tard de s'en aviſer. Ces remontrances faites à une perſonne entêtée , ne ſervirent qu'à la confirmer davantage dans ſa réſolution. Elle alaita ſon enfant pendant un mois ou environ , aprês quoi ſe trouvant accablée à n'en pouvoir plus , & ſon enfant qui étoit un garçon , venu au monde gros, gras, fort & vigoureux , n'étant plus qu'un ſquelete vivant, attaqué d'une toux séche presque continuelle, revenue enfin de sa fantaisie, elle me rappella à son secours : je donnai une tres bonne nourrice à son enfant, qui vêcut encore deux mois en langueur, & je trouvai aprés sa mort par l'ouverture de son cadavre, qu'il avoit un abcés dans la poitrine qui occupoit tout le poumon gauche. Or si le bon lait que je fis donner à cet enfant, ne put rétablir le desordre que le mauvais lait de sa mere avoit causé dans sa poitrine, elle eut elle-même bien de la peine à revenir de l'épuisement où elle s'étoit réduite dans le peu de tems qu'elle avoit été nourrice.

On a lieu d'inferer de cette relation que malgré le louable penchant que peuvent avoir plusieurs femmes à nourrir leurs enfans, il est souvent du devoir du Medecin de les empêcher de suivre leur inclination, à cause du préjudice que cette action louable par elle-même peut porter tant à la mere qn'à l'enfant. L'observation que je vais bientôt rapporter, doit convaincre les plus incredules, que la délicatesse du temperament est une raison tres legitime de diſpenſer une mere de nourrir ſon enfant, ſur peine de la vie.

L'Auteur de l'Indecence perſuadé que la délicateſſe de la complexion n'eſt qu'un faux pretexte pour empêcher une femme de nourrir ſon enfant, s'explique ainſi ſur cet article dans le VIII. chap. de ſa 2e Diſſertation. Cette prétendue délicateſſe eſt, dit-il, mal entendue, puiſqu'il ne faut pas plus de force pour nourrir un enfant, que pour le mettre au monde; ce qui a fait dire à Eraſme dans ſes Colloques, *dedit vires ad concipiendum, haud dubiè & ad lactandum.* D'ailleurs eſt-ce que les ennuis d'une groſſeſſe, & les efforts qu'il coûte pour donner le jour à un enfant, font moins ſouffrir la ſanté que la peine de l'alaiter?

Ce raiſonnement ſaiſit d'abord l'entendement du Lecteur en faveur de l'Auteur de l'Indécence; mais pour peu que l'on y faſſe de réflexion, l'on s'aperçoit bientôt que cet édifice porte à faux: car ſi les ennuis d'une groſſeſſe qui dure neuf mois entiers, & les efforts d'un accouchement qui la ſuit, ſont de l'aveu même de l'Auteur, capables de bleſſer la ſanté d'une perſonne naturellement foible & délicate, & par conſequent de l'affoiblir encore conſiderablement,dans quel état doit-on préſumer qu'elle ſe rrouvera,quand étant déja beaucoup afloiblie, elle aura continué pendant plus d'une année à ſouffrir autant de peine qu'elle en a ſoufferte pendant ſa groſſeſſe, & durant le travail d'un accouchement peut-être long & laborieux : ce ſurcroît de bleſſure à ſa ſanté doit-il la mettre dans un fort bon état ? & aura-t'on lieu d'être ſurpris qu'elle ait un ſort pareil à celui de la perſonne qui fait le ſujet de l'Obſervation ſuivante.

Une jeune femme d'une complexion foible & délicate, & d'un temperament melancolique, voulut contre mon avis, nourrir ſon enfant, ce qu'elle fit pendant deux mois, ſans avoir égard à une petite toux ſeiche dont elle ſe ſentit incommodée dés qu'elle commença d'être nourrice, qui lui fut cauſée par la perte de ſon repos, & par le froid qu'elle ſouffrit en donnant à tetter à ſon enfant qui ne ceſſoit de crier pendant la nuit. Sa poirrine, s'affecta enfin de telle maniere, qu'une fiévre lente s'étant jointe à cette mauvaise disposition, elle fut obligée de cesser d'être nourrice. Elle me pria de lui en choisir une bonne, ce que je fis, & lui ayant donné son enfant dans un mauvais état, il se rétablit fort bien dans la suite, pendant que les indispositions de la mere augmenterent à un tel point, qu'elle mourut aprés avoir cruellement souffert pendant quelques mois tous les plus fâcheux accidens de la pulmonie.

Que si des raisons de Physique & de Medecine engagent les Medecins & les Chirurgiens Accoucheurs à empêcher les meres de nourrir leurs enfans, bien plus souvent que ne le prétend l'Auteur de l'Indécence, il y a aussi des raisons Morales qui doivent les en dispenser.

Personne n'ignore que le lait peut communiquer à l'enfant les bonnes ou les mauvaises inclinations de celle qui le nourrit, & c'est sur cette raison même que l'Auteur de l'Indecence insiste beaucoup, pour engager les meres à nourrir leurs enfans, de peur qu'en leur donnant des nourrices dont les mauvaiſes mœurs ne ſont pas facilement connues, les enfans ne ſuccent malheureuſement avec ce lait impur les mauvais penchans de leurs nourrices. Mais ſi la mere a elle-même de mauvaiſes inclinations elle n'a pû manquer de les communiquer à ſon enfant dans la premiere formation, & avec le ſang qu'il a puiſé dans ſon ſein pour ſon accroiſſement & pour ſa nourriture durant ſa groſſeſſe; & ſi elle y joint encore ſon lait pendant une ou deux années, elle les y fixera de telle ſorte, qu'elles deviendront chez cet enfant des vices incorrigibles: & dans ce cas là on ne peut employer de meilleur moyen pour corriger ou pour détruire, s'il eſt poſſible, ces mauvaiſes impreſſions, que le lait d'une nourrice vertueuſe, propre à lui inſpirer des penchans tout oppoſez. Quelques exemples éclairciront mieux la choſe que tout ce que je pourois dire pour la développer.

Un Teinturier de la rue du Fouare qui logeoit vis-à-vis de la maiſon où je demeurois à Paris, dont la femme avoit eu des enfans tous les ans ſans en avoir pû nourrir aucun faute de lait, mé dit un jour que tous ses enfans ayant eu chacun leur nourrice, avoient tous des inclinations differentes ; que les uns étoient gais & alertes, les autres tristes, sombres & taciturnes ; mais que le penchant qu'elle appercevoit dans un qu'elle me montra, lui faisoit plus de peine que ceux de tous les autres, parce qu'ayant été nourri par une femme débauchée, il en avoit déja toutes les inclinations, quoiqu'il n'eût alors que sept ans ; ce qui me fut confirmé quelques jours aprés par la fille de mon hôtesse, âgée de treize à quatorze ans, qui m'avertit de faire attention aux actions de ce petit garçon, qu'elle alloit le laisser faire, & feindre de n'y pas songer. Il coula aussi tôt la main le long du bras de cette jeune fille aussi loin qu'Il put ; & voyant qu'elle ne lui faisoit aucune résistance, il changea de route, & passa de la manche à l'ouverture de la poche de sa jupe, & l'auroit portée jusqu'à l'endroit que l'on entend assez sans le nommer, s'il y eût rrouvé la même liberté qu'au bras.

Il semble d'abord que cet exemple soit

ſoit directement contre moi, en faveur de l'Auteur de l'Indecence, mais il ne faut qu'y faire un peu d'attention pour concevoir que ſi un enfant né d'une honnête femme, eſt capable pour avoir ſuccé un mauvais lait, de donner dés ſa plus tendre jeuneſſe des préjugez ſi peu avantageux pour la ſuite de ſa vie, que ne doit-on pas attendre d'un autre qui non-ſeulement auroit été nourri d'un lait auſſi pernicieux, mais qui auroit été engendré dans un cloaque d'impudicité pareil à celui que je vais repreſenter dans l'exemple ſuivant.

Une jeune Dame riche & bien-faite, que ſes parens avoient mariéé par raiſon ſelon ſon bien & ſa condition, voulut étant devenue veuve bien-tôt après, ſe marier à ſa fantaiſie. Elle choiſit un Cavalier des mieux tournez, bel homme, d'une condition à peu pres égale à la ſienne, mais qni n'avoit d'ailleurs que la cappe & l'épée. Ce charmant mari rempliſſant dignement ſon devoir dans les commencemens du mariage, fut fort du goût de la Dame; mais la poſſeſſion ayant quelque tems aprés fait changer les allures de l'époux, la Dame changea pareillement les siennes : & comme un mauvais penchant jette insensiblement celui ou celle qui s'y livre dans un déreglement entier & absolu, la Dame forma le dessein d'aller à Paris chercher les occasions de ne plus trouver d'obstacles à ses plaisirs ; & pour lever les oppositions dont son mari & sa famille auroit pû traverser son projet, elle fit valoir des pretextes, lesquels au défaut de réalité avoient quelque lueur de vraisemblance. En ûn mot elle s'y rendit & y resta plus d'une année, s'abandonnant aux plus terribles excés où l'on puisse pousser la débauche, & aussi long-tems que durerent son argent & son credit. Destituée de l'un & de l'autre, & se trouvant de plus déja avancée dans une grossesse à laquelle son mari n'avoit aucune part, elle ne laissa pas forcée par la necessité, de lui mander qu'elle comptoit partir incessament pour aller faire ses couches auprés de lui. Son mari parfaitement instruit de son libertinage avant même qu'il l'eût épousée, plûtôt pour son bien que pour sa personne, alla au-devant d'elle, l'a reçut avec toute la bonté imaginable, & lui rendit durant le reste de sa grossesse & pendant ses couches tous les services & tous les secours necessaires. Je l'accouchai d'un garçon ; mais aprés s'estre relevée, par une déliberation de sa famille approuvée en Justice, elle fut enfermée dans un Couvent, pour y rester au moins jusqu'à la mort de son mari, & peut-être jusqu'à la fin de sa vie.

Or si le mari & ceux qui ont quelqu'autorité dans cette famille, ont voulu faire naître de bonnes inclinations à un enfant né d'une telle mere, de quel autre moyen ont-ils pu se servir, que du secours d'une nourrice qui ayant des inclinations toutes contraires à celles de la mere de cet enfant, ait éte propre à luy en faire prendre de pareilles avec son lait, ou de corriger autant qu'il étoit possible ce qu'il y avoit d'impur dans les principes de sa formation.

Je pourois encore alleguer d'autres cas où une mere peut être legitimement dispensée de nourrir son enfant, comme, par exemple, lorsqu'elle passe quarante ou quarante-cinq ans, parce qu'alors elle n'est plus en état de fournir à ſon enfant la quantité de lait qui lui eſt neceſſaire.

Ou bien lorſqu'un gros commerce qui eſt le ſoutien de ſa famille, roule ſur elle, & ne luy permet pas de donner ſes ſoins à cette nourriture, l'interêt d'une famille entiere étant préferable à celui d'un enfant, qui n'en fait qu'une partie. Mais il me ſuffit en réfutant par des experiences les raiſons que l'Auteur de l'Indécence a alleguées pour les mettre au nombre des faux prétextes, d'avoir fait voir que les exceptions de cette obligation, toute naturelle qu'elle ſoit, ont beaucoup plus d'étendue qu'il ne ſe l'eſt imaginé dans ſa ſeconde Diſſertation, puiſque c'eſt-là tout ce que je m'étois propoſé d'executer dans ma Réponſe.

LETTRE
E'CRITE
A M. DE LA MOTTE,
Me CHIRURGIEN A VALOGNES,
Par un Chirurgien de Paris :

Sur deux difficultez qui combattent fortement l'ancienne opini n de la generation de l'homme par le mélange des deux semences.

VOUS me demandez, Monsieur, avec instance, qu'après avoir fait la lecture de vôtre Dissertation sur la generation de l'homme, je vous dise les raisons qui m'ont porté à embrasser le sentiment desOvistes, plûtôt qu'à demeurer à vô.re exemple, ferme & constant à soûtenir l'ancienne opinion, qui veut que la generation se fasse par le mélange des deux semences.

Cette instance, Monsieur, faite de vôtre part avec politesse, me fait passer sur la répugnance que j'ai d'entrer dans des controverses qui sont mieux séantes à de j.unes gens que l'avidité de tout sçavoir porte à vouloir approfondir les choses mêmes sur lesquelles l'Auteur de la nature a jetté les voiles

les moins pénétrables, qu'elles ne conviennent à des personnes à qui l'experience doit avoir appris que les connoissances humaines ont des bornes que l'on ne peut franchir sans temerité.

Le mystere de la generation de l'homme me paroît assez de ce caractere, & je doute que l'on ait jamais sur ce point, comme sur bien d'autres, toute l'évidence que l'on pouroit desirer.

Mais pour venir sans delai à ce que vous souhaitez de moi, j'aurai, Monsieur, l'honneur de vous dire que l'opinion des œufs ne parut pas plûtôt sur la Scene, qu'on la regarda comme un Paradoxe des plus extravagans ; les petits Maîtres en plaisanterent ; le Théâtre s'en divertit ; les Précieuses prirent la chose sur le ton serieux, & la regarderent comme un outrage sanglant que l'on faisoit à leur sexe, de le comparer à celui des poules ; & la plûpart des gens qui jugent de tout superficiellement, la mirent au rang des creuses visions que font naître dans l'esprit des speculatifs ces meditations profondes, dans lesquelles ils donnent un libre essort à leurs idées, en sorte, disoient-ils, qu'un homme de bon sens a eu raison d'avancer qu'il n'y a point d'opinion si absurde, qui n'ait été soutenue par quelque Philosophe.

Cependant cette opinion qui avoit d'abord paru si étrange, ayant été adoptée par des Medecins & des Anatomistes d'un grand nom, les gens capables de se déprevenir la goûterent, & sur des experiences qui lui furent favorables, on reconnut que la nature n'étoit pas si diverse dans ses operations qu'elle sembloit l'être ! & en examinant de plus prés la maniere dont les animaux sont engendrez, tant terrestres, aquatiques que volatiles, on fut comme forcé d'avouer qu'il y avoit beaucoup d'apparence que la generation de toutes sortes d'animaux se faisoit par le moyen des œufs : ensorte qu'insensiblement cette opinion qui avoit paru un Paradoxe insoûtenable, est devenue l'opinion la plus probable & la mieux reçûe.

Les Objections que vous faites, Monsieur, contre l'opinion des œufs, dans la vûe de faire valoir celle du mélange des deux semences, que vous prétendez ressusciter, sont les plus fortes & les plus judicieuses que l'on puisse faire contre les Ovistes ; je dis que vous prétendez ressusciter cette opinion, car elle est, pour ainsi dire, ensevelie dans le tombeau, & l'on regarde à present un Medecin, Anatomiste ou Chirurgien qui veut la soûtenir, du même œil dont on regarderoit celui qui s'aviseroit de nier la circulation du sang ; mais sans vouloir me servir de cette espece de prescription, pour me dispenser de vous dire mon sentiment, je trouve qu'il y a deux difficultez qui seront toûjours des pierres d'achoppement à l'ancienne opinion du mélange des deux semences.

La premiere de ces difficultez est le défaut d'un vaisseau different, propre à charier la semence de la femme du testicule à la matrice, vous prétendez qu'un grand nombre de canaux destinez à cet usage, parcourent l'espace qu'il y a du testicule à la matrice, mais que ces canaux ne peuvent être apperçûs que dans le tems qu'ils font leur fonction. Vous sçavez, Monsieur, que l'invisibilité n'établit rien en bonne Anatomie, & qu'il faut des faits évidens pour mériter quelque créance: cette difficulté est pressante, mais elle n'est pas sans réplique, & je suis bien aise de vous laisser le plaisir de la répartie.

J'apprehende que ma seconde difficulté qui est d'un plus grand poids, ne vous permette pas d'y donner une bonne solution, au défaut de laquelle la pénetration de vôtre esprit ne manquera pas de vous suggerer quelque ingenieux faux-fuyant pour vous en tirer avec honneur; car comme l'éclaircissement de ces difficultez ne peut pas nous rendre ni vous ni moi plus habiles dans nôtre Profession, je regarde plûtôt cette controverse comme un jeu d'esprit, que comme quelque chose de serieux & de fort important.

Quoiqu'il en soit, Monsieur, la difficulté qu'il me reste à vous proposer, regarde certains fœtus qui ont été trouvez aprés la mort des meres dans la cavité du ventre inferieur, sans qu'il parût par la moindre marque qu'ils fussent jamais entrez dans la matrice; or ce n'est qu'à la faveur de l'opinion des œufs que l'on peut rendre raison de ces faits si extraordinaires. Car quand cela arrive, on n'en peut inferer autre chose, sinon que l'œuf détaché de l'ovaire après l'impression qu'il a reçue de l'esprit seminal de l'homme, qui l'a gonflé & obligé de sortir de son calice, au lieu de s'engager dans les serres de l'extremité frangée de la trompe, pour passer dans son canal, est

tombé

tombé dans le vuide de l'abdomen, ou que s'étant engagé dans le canal de la trompe, & y ayant trouvé un obstacle invincible à son passage, il s'y est accrû jusqu'au point d'extension que ce conduit a pû souffrir.

Dans le premier cas où l'œuf s'est précipité dans la cavité du ventre sans entrer dans le canal de la trompe, on trouve que son pedicule ou son placenta s'est joint à quelqu'endroit du mesentere, & a tiré des vaisseaux qui s'y sont rencontrez, les sucs qui ont servi à la nourriture & à l'accroissement du fœtus, jusqu'à ce qu'étant devenu trop à charge aux parties du bas ventre, la mere a fait des efforts inutiles pour un accouchement qui étoit impossible, le fœtus étant hors des voyes qui auroient pû lui donner une issue; de maniere qu'aprés avoir fait perir la mere, à l'ouverture de son cadavre on trouva le fœtus dans la capacité du bas-ventre, au lieu de le rencontrer dans celle de la matrice.

Lorsqu'il s'est accrû dans le canal de la trompe, où il n'a pas pû continuer son chemin jusqu'à la matrice, on le trouve aussi dans la cavité du ventre sans y avoir pris aucune attache, parce que ce fœtus étant mort avant d'y être tombé, le defaut de circulation n'a pû laisser prendre aucune liaison à une partie destituée d'esprits & privée de vie.

Ce sont, Monsieur, ces difficultez qui m'ont jetté dans le parti des Ovistes, & qui m'ont fait abandonner l'ancienne opinion du mélange des deux semences. Une bonne solution de ces deux difficultez pourroit m'y ramener : Je l'attens de vos lumieres & de vôtre sagacité à penetrer les veritables causes des effets de la nature, & suis en attendant cette satisfaction avec une tres sincere estime... Monsieur, &c.

RE'PONSE
de M. de la Motte à la Lettre précedente.

APrés vous avoir fait mes tres humbles remercimens, Monsieur, de la peine que vous vous êtes donnée de lire ma Dissertation sur la generation de l'homme, & d'avoir bien voulu me proposer vos difficultez, je vous prie de m'excuser si j'ose me promettre d'avoir peut-être plus de facilité à les lever, que vous ne semblez l'avoir appréhendé.

J'avoue qu'il convient mieux aux jeunes gens de s'engager dans des controverses de Physique & d'Anatomie, qu'à des personnes d'un âge avancé, & qu'il y a de la sagesse à se servir de son experience pour se persuader que nos connoissances sont bien bornées ; mais je ne crois pourtant pas que l'on soit blâmable à quelqu'âge que ce soit, de chercher la veritable cause des effets de la nature, & même de ceux sur lesquels il semble que son Auteur a jetté les voiles les moins pénetrables, parce que les limites qu'il a pû donner à nos connoissances, ne nous étant pas précisement marquées, nôtre indolence pourroit nous faire ignorer bien des choses, dont la connoissance a été reservée aux curieuses recherches que nous pouvons faire pour les découvrir.

J'ajoûte à cela que les occupations essentielles à la profession que nous avons embrassée, nous laissant de tems en tems quelques heures de loisir, il vaut bien mieux les employer à des reflexions indifferentes sur les causes des productions de la nature, qu'à des amusemens frivoles, souvent nuisibles à la santé & contraires aux bonnes mœurs.

La premiere difficulté, Monsieur, qui vous empêche de croire que la generation de l'homme se puisse faire par le mélange des deux semences, vient, dites-vous, du défaut d'un vaisseau déferent propre à charier la semence de la femme du testicule au fond de la matrice, & de ce que les conduits que je prétens destinez à cet usage, ne sont pas visibles; qu'en bonne Anatomie il faut des faits évidens pour meriter quelque créance, & que l'ouverture toute manifeste du canal de la trompe de Fallope, prouve infiniment plus en faveur de l'opinion des œufs, qu'une multiplicité de conduits invisibles, que je prétens destinez à porter la semence des femmes du testicule à la matrice, ne prouve en faveur du mélange des deux semences, parce qu'on envisage naturellement ces conduits invisibles, comme les productions gratuites de l'imagination de celui qui les suppose existans, sans en alleguer aucune preuve.

Mais permettez-moi, Monsieur, de vous demander s'il est bien vrai que l'on n'admette jamais rien d'existant dans la Physique & dans l'Anatomie, à moins qu'il ne tombe sous nos yeux? Doutons-nous, par exemple, que l'air que nous respirons sans cesse existe dans la nature, parce que nous ne le voyons pas ? & pour nous renfermer dans l'Anatomie du corps humain, doutons-nous du passage du sang des arteres dans les veines, quoique les derniers tuyaux de communication des uns aux autres échapent à nos yeux ? Ne sommes-nous pas convaincus que le chile est porté aux mammelles des femmes pour la formation du lait avant & aprés leur accouchement, quoique les conduits qui servent à ce transport, ayent échapé jusqu'à present aux recherches des Anatomistes ?

On est persuadé qu'il se fait dans le parenchime de la rate la sequestration d'un suc particulier, quoiqu'on n'ait pas encore connu les canaux excreteurs, propres à charier ailleurs le suc sequestré dans ce viscere ; il en est de même des capsules atrabilaires, dont on ne peut certainement assigner l'usage, faute de connoître les conduits qui partent de ces glandes, pour se décharger de la liqueur qu'elles séparent, quoique l'on soit bien persuadé que ces organes n'ont pas été placez en vain parmi les autres visceres du ventre inferieur, & qu'il s'y fait quelque sequestration.

Mais les conduits dont on peut faire un plus juste parallele avec ceux qui doivent servir à charier la semence du testicule de la femme au fond de la matrice, sont les conduits laiteux ou veines lactées, qui rampent dans la doublure du mesentere, aussi bien que le canal thorachique enfermé dans la doublure de la plevre à côté des vertebres, tous conduits destinez à la distribution du chile, que l'on n'apperçoit que quand on ouvre le corps d'un animal vivant, peu de tems aprés qu'il a mangé : car si l'on est tres sûr de l'éxistance de ces conduits, parce qu'ils sont tres visibles dans le tems que le chile passe des intestins au mesentere, & du mesentere dans le canal thorachique, pour se décharger ensuite dans la souclaviere, & se mêler dans toute la masse du sang, quoiqu'on n'ait jamais pû les voir dans un autre tems ; si, dis-je, l'existance de ces vaisseaux est tres certaine, ne peut-on pas dire aussi que s'il étoit possible d'ouvrir un corps vivant dans le tems du coit, on pourroit voir distinctement les conduits qui portent la semence de la femme du testicule à la matrice, quoiqu'ils soient invisibles en tout autre tems, ce qui n'exclud pas plus la possibilité de leur existance, que l'invisibilité des veines lactées l'exclud hors du tems de la distribution du chile.

Vous voyez, Monsieur, par tous ces exemples que la bonne Anatomie ne demande pas toûjours, pour croire qu'il y a des vaisseaux destinez à de certains usages, de les voir à découvert & en tout temps, & par consequent que je dois vous sçavoir gré d'avoir prévû que je ne demeurerois pas sans réponse à vôtre premiere objection.

Pour ce qui est, Monsieur, de vôtre seconde difficulté, qui regarde ces fœtus trouvez dans la capacité du ventre, sans avoir jamais entré dans la matrice ; difficulté qui vous paroît d'un plus grand poids & plus difficile à resoudre que la premiere. Permettez-moi, M. de vous dire que si les Ovistes estiment que l'œuf pour avoir mal enfilé la route de la trompe, a pû se précipiter dans la cavité du bas-ventre, & y prendre son accroissement pendant quelques mois, il peut aussi fort bien arriver que l'ouverture de la trompe du côté de la matrice, quoiqu'ordinairement plus étroite du côté du testicule, se trouve par un vice de conformation beaucoup plus large qu'elle ne devroit être, & que les deux semences assemblées dans la matrice, aprés y avoir formé une espece de coagulum, ce coagulum, au lieu de s'attacher au fond de ce viscere, s'engage dans ce large passage, & tombe ensuite dans la capacité de l'abdomen, où se trouvant embarassé dans les replis du mesentere, qui pourra l'empêcher de s'unir par sa qualité visqueuse & gluante en quelqu'endroit de cet organe garni de vaisseaux, d'où le fœtus tirera ensuite sa nourriture & son accroissement, comme il l'auroit pû faire au fond de la matrice, en s'attachant aux vaisseaux que ce coagulum y rencontre, dés qu'il s'y est formé par le mélange des deux semences, d'où s'ensuit l'accroissement du fœtus, & des eaux qui sont necessaires pour faciliter son mouvement dans les membranes qui l'enveloppent, lesquelles de minces & tres deliées qu'elles étoient d'abord, s'augmentent en tout sens, de la méme maniere que fait un kiste qui contient la matiere d'une loupe ou le pus d'un abcés.

Si donc Mrs les Ovistes accordent à la trompe de Fallope l'intelligence dont elle a besoin pour accomplir sa manœuvre, qui est, selon eux, de s'appliquer à l'ovaire, d'en désacher l'œuf, & de le transporter jusqu'au fond de la matrice ; pourquoi refusera-t-on au coagulum formé dans la matrice même par le mélange des deux semences, la possibilité de s'engager par accident dans l'ouverture de la trompe plus large qu'à l'ordinaire, de s'y arrêter par quelque obstacle qu'il peut trouver dans son passage, ou le passage se trouvant libre, de le déposer jusques dans la cavité de l'abdomen, par une erreur comparable à celle de l'œuf, qui est quelquefois arrêté dans le canal de la trompe, ou qui par cas fortuit au lieu de s'engager dans l'extremité frangée du même canal, se précipite dans la cavité du bas-ventre.

Je ne sçai, Monsieur, tablant sur la possibilité des choses, si vous pouvez disconvenir que ces fœtus trouvez par extraordinaire dans la cavité du bas ventre, s'accordent également bien avec les deux opinions, c'est-à-dire avec celle des Ovistes & avec l'ancienne opinion du mélange des deux semences, & par consequent que ce phenomene ne détruit point cet ancien systême : c'est ce que j'avois à vous démontrer. Aprés quoi, pour finir cette Lettre qui pouroit vous ennuyer par sa longueur, j'ai l'honneur de vous assurer que je suis & serai toûjours tres reconnoissant de vôtre condescendance, & tres parfaitement,

MONSIEUR,

V..;

LETTRE DE M. PUZOS, Me Chirurgien Juré à Paris ;

A M. DE LA MOTTE, Me Chirurgien à Valognes.

Au sujet de sa Dissertation sur la generation de l'homme par le mélange des deux semences.

POur répondre, Monsieur, à l'honneur que vous m'avez fait, de me demander ce que je pense de vôtre sçavante Dissertation sur la generation de l'homme par le mélange des deux semences, j'avois compté de la pouvoir lire une seconde fois, pour extraire de vôtre sentiment & de vos preuves ce qui m'a paru opposé à ce que j'ai toûjours pensé sur cette article; mais M. D... vôtre ami l'ayant mise entre les mains de l'Imprimeur, je n'ai pû avoir cette satisfaction.

Cependant, Monsieur, autant qu'il peut m'en souvenir, je crois y avoir lû plusieurs choses qui, selon vous, s'opposent à l'acheminement de l'œuf de l'ovaire dans la matrice : premierement la distance de la trompe à l'ovaire, secondement la trompe beaucoup plus large du côté de l'ovaire que de celui de la matrice ; en troisiéme lieu l'inaction de la trompe par son défaut de muscles, qui d'éloignée qu'elle est de l'ovaire, puissent l'en approcher assez pour saisir l'œuf qui s'en détache tant par son propre poids, que par la fermentation qu'excite l'esprit seminal de l'homme.

Sur ces difficultez, Monsieur, qui vous font de la peine dans le systême des Ovistes, j'use de la permission que vous m'avez donnée pour avoir l'honneur de vous dire.

1°. Que pour prouver que la trompe est capable de s'alonger & de s'appliquer sur l'ovaire, il ne faut que faire un peu d'attention à sa consistance molle & flexible, & au degré d'extension qu'elle a dû soûtenir, lorsqu'elle a conservé dans sa cavité un fœtus jusqu'au terme de deux, trois mois, & quelquefois davantage, pour se persuader que lorsque cette trompe est animée dans le temps du coït par une abondance d'esprits extraordinaire, toutes ses parties sont en état de se dilater en tout sens, & que le sang coulant dans ses arteres abondamment & rapidement, il faut alors de necessité qu'elle se gonfle & qu'elle touche immediatement l'ovaire, de même qu'il arrive à la verge de l'homme, à la vûe d'un objet agréable, de s'alonger & de grossir par l'affluence du sang & des esprits, au point où chaque particulier l'éprouve, ce qui se fait sans le secours de ses muscles, qui ne servent qu'à la lever & à la baisser.

2° Quoiqu'on ne remarque pas de muscles bien apparens aux trompes de Fallope, on ne peut pas leur refuser des fibres charnues, qui dans le fond sont de veritables muscles, & qui sont capables de donner du mouvement à ces organes, comme les fibres mouvantes de l'estomac & des intestins en donnent à ces visceres, qui font sans interruption des mouvemens tres considerables : ainsi il est aisé de concevoir que l'irritation qui se fait aux trompes dans le tems du coit, & lorsque les esprits de la semence de l'homme passent dans leur canal, fait que leurs fibres s'étendent, s'allongent, & peuvent rester dans cet état autant de tems qu'il en faut pour attendre l'œuf, qui se gonflant par lui-même, va audevant de ce tuyau, lequel dans cet état de tension est tres disposé à le recevoir.

3°. Sur ce que vous alleguez que la trompe étant beaucoup plus large du côté de l'ovaire, & beaucoup plus serrée du côté de la matrice, la disposition naturelle de ce conduit doit empêcher l'œuf, dont le volume augmente d'un instant à l'autre, de parvenir jusqu'à la matrice, & qu'il peut même se briser dans ce passage par la contraction qu'il doit souffrir de son étroitesse.

Je répons à cette objection que la disposition de ce canal, toute irreguliere qu'elle paroisse, étoit necessaire, parce que si l'ouverture de la trompe du côté de l'ovaire eût été la plus serrée, l'œuf au lieu de s'y engager aisément, auroit souvent glissé & seroit tombé dans la cavité du ventre, ce qui ne laisse pas encore de lui arriver ; ainsi la generation auroit souvent marqué de se faire & la fin du monde seroit venue avant sa perfection.

Mais au contraire cet œuf étant une fois engagé dans l'extrêmité de la trompe, à laquelle on reconnoît des fibres charnues, il l'oblige par son propre poids à se dilater & à s'étendre suffisament pour lui permettre de se glisser dans la matrice, à quoi contribuent beaucoup les petites fibres charnues qui composent la tissure de ce tuyau, lesquelles étant capables de ressort, obéissent à l'impulsion de de l'œuf, & favorisent son passage.

Car il faut convenir que si la rrompe est plus étroite dans un endroit que dans l'autre, c'est parce que ses fibres sont plus épanouies & plus écartées dans un endroit, & plus ramassées & plus serrées dans l'autre, ce qui n'empêche pas qu'elles ne puissent produire dans toute leur longueur la même capacité, quand elles sont obligées de s'étendre & de se développer par quelque cause que ce soit.

La matrice, par exemple, a un fond large & un orifice tres serré, hors le tems de l'accouchement, cependant cet orifice qui n'est autre chose que la réunion de toutes les fibres qui composent le corps de la matrice, s'étend quand il est question de laisser passer l'enfant, & se dilate de maniere qu'il devient aussi large que le fond de ce viscere, ce qui ne se fait pas sans douleur, parce qu'il est de l'essence & de la constitution naturelle de cet orifice, d'être serré, de même que la trompe par son extrêmité de la matrice, est disposée à avoir beaucoup d'étroitesse dans l'ordre naturel, en sorte qu'elle ne peut s'élargir sans causer des douleurs que je compare à celles de l'orifice interieur de la matrice quand il est obligé de s'étendre.

Aussi je ne doute nullement, Monsieur, que les degoûts, la mauvaise humeur, la paleur du visage, les douleurs de colique, les vomissemens, enfin l'affoiblissement de tout le corps dans le commencement d'une grossesse, ne proviennent de la difficulté qu'a la trompe à se dilater, aussi bien que la matrice dans son commencement, & à mesure que l'enfant augmente son volume.

Pour ce qui est de vôtre sentiment, Monsieur, touchant la semence dans les ovaires, & son passage des ovaires dans la matrice par des vaisseaux imperceptibles que vous comparez aux vaisseaux lactez & au canal thorachique, qui ne paroissent que lorsqu'ils sont pleins de chile; je crois premierement que l'on devroit trouver la semence dans les ovaires en maniere de reservoir & toute perfectionnée, comme on la trouve dans les vesicules seminaires des hommes, puisque sortant de ce reservoir, elle n'a plus à se perfectionner, & qu'elle doit être évacuée tout d'un coup; car il est certain que dans le coit la semence sort directement des vesicules seminaires des hommes, & qu'elle paroît à l'instant à l'extremité de la verge: la même chose doit donc arriver dans la femme; de l'ovaire il faut que cette prétendue semence tombe au même moment dans la matrice avec d'autant plus de volupté, que les passages sont plus étroits & apparemment multipliez.

Je vous laisse à juger, Monsieur, s'il est possible qu'une matiere épaisse, grasse & gluante telle qu'est la semence, puisse passer dans un instant dans des vaisseaux que l'on n'a point encore vûs, & que le plus fin microscope n'a encore pû découvrir: de plus il se trouve un grand nombre de femmes qui conçoivent sans avoir le moindre sentiment de plaisir.

La comparaison de ces prétendus tuyaux deferans de la semence dans le fond de la matrice, qui disparoissent, selon vous, hors le temps du coit, avec les conduits lactez qui ne se montrent qu'au tems de la distribution du chile, ne me paroît pas juste. Vous voulez faire passer en un instant dans les tuyaux de la semence une matiere grasse, épaisse & tout-à fait perfectionnée, & dans les tuyaux lactez la liqueur qui y passe est tres fine, & elle la devient encore davantage en les parcourant, outre qu'elle y coule bien plus lentement : c'est pourquoi il n'y a point à s'étonner que les conduits lactez qui ne sont point forcez par la liqueur qui y passe, disparoissent aussi-tôt qu'il n'y en reste plus, étant d'ailleurs par eux-même d'une tissure tres fine & tres délicate, au lieu que les tuyaux déferans de la semence, qui sont tres frequemment forcez & frappez par une matiere épaisse & gluante, sur tout chez certaines femmes fort lubriques, ne peuvent se manifester & nous découvrir les routes par où ils donnent passage à cette semence.

Il y a quelques mois qu'un de mes Confreres ouvrit à Paris le cadavre d'une femme grosse de quatorze mois, pour laquelle j'avois été appellé au dixiéme mois ou environ de cette grossesse. Je passai auprés d'elle un jour & une nuit, parce qu'elle sentoit autant de mal que si elle eût été prête d'accoucher, sans néanmoins que la matrice s'ouvrît en aueune façon. Son orifice interieur étoit dur & allongé, ce qui me fit douter qu'il y eût quelque chose dans sa matrice. Cependant un peu de sang qui en sortoit, une grosseur & dureté de ventre considerable, un mouvement sensible que la malade & plusieurs autres personnes disoient avoir senti vers le cinquiéme & sixiéme mois, marquoient qu'il devoit y avoir quelque chose.

Le temps passé de son accouchement, rien n'étant venu, on assembla des gens du métier pour consulter : il fut conclu qu'on baigneroit la malade, qu'elle seroit saignée au pied, & qu'elle useroit de remedes aperitifs tant pour ramolir les parties, que pour tâcher de donner issue à ce qui pouvoit être contenu d'étranger dans le bas ventre Tout cela ne produisit aucun effet, & la femme vêcut encore avec beaucoup de souffrances quatre mois au-delà Enfin ayant succombé à une longue suite de maux, son corps mort fut ouvert par M Martin le fils, aussi habile Anatomiste qu'experimenté Chirurgien, lequel aprés l'ouverture des tegumens tant communs que propres, trouva dans la capacité du ventre un enfant de la longueur d'un pied ou à peu prés, que l'on pouvoit croire à six mois de son terme, qui flotoit avec les intestins, ayant son arriere-faix adherant par plusieurs branches de vaisseaux considerables, à la racine des muscles du diaphragme. Aprés avoir bien examiné la matrice, M. Martin n'y trouva aucune ouverture non plus qu'à la trompe, qui eût pû donner passage à cet enfant, pour tomber dans le bas ventre :

ce qui est une preuve convaincante que l'œuf au lieu de s'engager dans la trompe, étoit tombé dans la capacité, & que s'étant attaché par son placenta à une partie charnue, il en avoit tiré assez de nourriture pour le faire subsister jusqu'environ le sixiéme mois. La Relation de ce fait a été donnée à l'Academie des Sciences.

Ce sont là, Monsieur, sur le simple souvenir de la lecture de vôtre Dissertation, les difficultez qui me paroissent demander vos éclaircissemens. En les attendant tels qu'un Sçavant d'un aussi grand merite les peut donner , j'ai l'honneur d'être tres sincerement,

MONSIEUR,

Vôtre tres humble & tres obéissant serviteur, Puzos.

A Paris, ce 22 jour de Mai 1717.

REPONSE de M. de la Motte à M. Puzos.

VOus m'avez fait, Monsieur, un sensible plaisir, aprés une seule lecture de ma Dissertation, d'avoir bien voulu vous rappeller le souvenir des choses qui vous y avoient paru les plus opposées à vôtre opinion, & d'y avoir fait vos objections, sur la priere que je vous en avois faite; & comme vous m'avez exhorté à vous donner là-dessus des éclaircissemens, j'use de la liberté que vous m'avez donnée, pour vous dire,

Premierement, que je conviens avec vous que comme la trompe est une partie membraneuse, elle est capable de s'alonger de s'acourcir, de se dilater & de se contracter ; mais que si elle s'acourcit & se gonfle par l'affluence des esprits & du sang, comme fait la verge, que vous prenez par exemple ; & si les muscles sont les organes qui font faire à la verge ces mouvemens, il faut donc que la trompe ait aussi des muscles pour se pouvoir réflechir sur l'ovaire pour s'y coller, & pour se relâcher lorsqu'elle s'en éloigne.

Car Messieurs les Ovistes ont beau philosopher, il faut qu'ils conviennent qu'un homme ne peut porter sa main à sa bouche, à moins que les flechisseurs de son avant-bras, en se gonflant ne s'accourcissent, & que les extenseurs de cette méme partie en se relâchant ne s'alongent ; & que si la tête de ces muscles n'étoit posée sur un endroit stable, & si leur queue ou leur tendon n'étoit attaché à une partie mobile, il leur seroit impossible d'executer ce mouvement : & comme le mouvement que ces Messieurs font faire à la trompe, est encore plus difficile à concevoir pour son execution, que celui de porter la main à la bouche, on peut inferer que la trompe n'ayant point de muscles, est incapable de faire pareil mouvement.

En second lieu, le mouvement des intestins que vous me donnez encore pour exemple, est tout-à-fait different de celui de la trompe, puisque ce mouvement leur est si naturel, qu'il commence avec la vie de l'animal, & ne ne finit qu'avec elle, au lieu que la trompe dans quantité de sujets n'en a jamais aucun, je veux dire dans toutes les filles qui gardent exactement le célibat, puisqu'il ne doit se faire que lorsque la semence de l'homme la plus spiritueuse est déterminée dans le tems du coït à s'élancer sur le corps de l'ovaire, pour féconder l'œuf & l'en détacher.

De plus lorsque le mouvement des intestins souffre quelque dérangement, il cause des douleurs plus ou moins violentes, au lieu que le mouvement de la trompe doit être d'autant plus agréable qu'il est violent, parce qu'il est alors l'effet d'une plus grande quantité de parties subtiles de la semence qui frapent l'ovaire, & qui y causent cet extase de volupté que les femmes ressentent dans le tems du coït. Enfin, Monsieur, comme il n'y a pus plus de comparaison à faire entre le mouvement peristaltique des intestins & celui de la trompe, qu'entre celui du cœur & celui de porter la main à la bouche. Vous trouverez bon que je ne vous donne point d'autre solution sur cet article.

En troisiéme lieu, la figure & la situation de la trompe & toute sa méchanique sont si peu conformes à l'usage que veulent lui donner Messieurs les Ovistes, que pour peu que vous fassiez d'attention aux objections que je vais vous proposer, vous conviendrez avec moi qu'elle n'est aucunement propre à cet usage.

Supposons pour cela, Monsieur, que l'extremité frangée de la trompe soit éxactement & tres étroitement appliquée sur l'ovaire, vous m'avouerez que quand l'œuf engagé dans le canal de la trompe auroit assez d'intelligence & de force, pour franchir le détroit & l'obliquité que forme la trompe dans cette flexion, il n'en auroit jamais assez pour monter & descendre, comme il faudroit qu'il fît dans l'irregularité des contours de ce canal, pour arriver à son extremité & tomber dans la matrice Car comptez-vous pour rien, Monsieur, l'effort que l'œuf auroit à faire pour dilater un conduit dont l'entrée suffisament large se termine à une issue fort étroite.

Vous me direz sans doute qu'ayant donné à la trompe gratuitement en vertu de l'élasticité de ses fibres la faculté de se reflechir & de se coler sur l'ovaire pour recevoir l'œuf qui s'en détache, il ne coûte rien de lui accorder encore celle de le charier dans son canal, & de le faire tomber dans la matrice, au moyen d'un mouvement peristallique, tel que celui des intestins; tout de même que l'on fait tomber sûrement dans une bouteille un liquide quel qu'il soit, par le moyen d'un entonnoir. Car dés que je pourrai me persuader avec les Partisans des œufs, que l'extremité frangée de la trompe, qui tend en haut dans l'ordre naturel, est capable de se réflechir au-dessous d'elle, pour s'appliquer sur l'ovaire, saisir l'œuf & l'engager entre ses serres, je n'aurai pas de peine à lui accorder tout ce qu'il lui faut de plus pour conduire cet œuf dans la matrice, malgré l'étroitesse & les contours du canal de la trompe, de la même maniere que le conduit intestinal au moyen du mouvement vermiculaire de ses fibres mouvantes, charie depuis le pilore jusqu'à l'anus, au-travers de ses circonvolutions sans nombre, de haut en bas & de bas en haut, les sedimens du chile. J'y ajoûterai même en cas de besoin un piston, pour vaincre l'obstacle que l'étroitesse du canal y doit necessairement apporter du côté de la matrice, où l'on ne peut faire entrer qu'un stilet fort délié.

Il est vrai que l'extension dont est capable une partie membraneuse telle que le canal de la trompe, vient fort à propos pour sauver cette difficulté; mais cependant il me semble qu'il faut être bien pourvû de credulité, pour concevoir qu'une petite vesicule d'un tissu tres fragile, détachée de l'ovaire, puisse sans se rompre, forcer l'étroitesse du conduit de la trompe, ce qui me porte à vous dire, Monsieur, que tres sûrement si la conception se faisoit par le moyen d'un œuf, & qu'il fût obligé de parcourir le canal de la trompe pour tomber dans la matrice, au lieu de quelques fœtus que l'on prétend avoir été formez dans ce conduit, & être tombez dans la cavité du ventre, aprés avoir fait quelques mois de séjour dans ce canal; si, dis-je, la conception se faisoit de cette maniere, je ne sçaurois croire qu'il pût jamais parvenir aucun œuf jusques dans la matrice, de sorte qu'étant tous interceptez dans le conduit de la trompe, tous les fœtus aprés quelques mois de séjour dans ce canal, tomberoient dans le bas ventre, ce qui auroit fait finir l'espece humaine dés son origine.

Quatriémement c'est un sentiment tout nouveau pour moi, Monsieur, que la cause des accidens qui arrivent à plusieurs femmes dans le commencement de leur grossesse, vienne, comme vous le croyez, de la dilatation extraordinaire que souffre la trompe du côté de la matrice, à l'occasion du passage de l'œuf, puisque c'est au tems de ce passage que la femme goûte cet excés de volupté que lui cause le coit : aprés quoi elle tombe aussi-bien que l'homme, dans une espece d'abbatement, de lassitude & de tristesse ; mais étant aussi versé que vous êtes, dans l'examen des accidens qui arrivent à la plûpart des femmes dans les premiers tems de leur grossesse, il ne vous sera pas difficile d'abandonner cette opinion, puisqu'il est constant que la plûpart de ces accidens se font sentir au corps même de la matrice, & que la quantité des humeurs qui sont alors retenues dans le bas ventre, sur tout à plusieurs femmes fort sanguines, sont la veritable cause de ces accidens : & pour que la difficulté du passage de l'œuf y donnât occasion, il faudroit que cet œuf prétendu qui doit passer en un moment du testicule dans la matrice, séjournant dans la trompe autant de tems que dureroient ces accidens, & qu'il ne tombât dans la matrice qu'aprés y avoir resté pendant un tems considerable, aprés lequel ces accidens disparoîtroient.

Il faudroit encore que ces accidens arrivassent regulierement à toutes les femmes, cependant plusieurs n'en souffrent aucun, outre que les fœtus seroient dans un danger fréquent de rester dans le canal de la trompe, faute à l'œuf d'avoir assez d'impulsion pour en forcer les contours, ou aux fibres motrices de cette trompe d'avoir assez de force pour l'expulser jusque dans la matrice, au lieu qu'il est tres rare de trouver de ces fœtus interceptez, puisque depuis plus de trente-cinq ans que je travaille aux accouchemens, je n'en ai trouvé aucun ni engagé dans la trompe, ni tombé dans le bas ventre, sans aucune apparence d'avoir sejourné dans la matrice, quoique j'aye ouvert des cadavres de femmes mortes dans tous les temps de la grossesse.

Cinquiémement, si-tôt que vous convenez, Monsieur, que la femme répand de la semence au dedans de la matrice, quelque gluante, grasse & visqueuse qu'elle paroisse, la grande quantité d'esprits dont elle est remplie, la rend si subtile & si pénetrante, qu'il n'y a point de vaisseaux si déliez qui ne puissent luy donner un libre passage ; & cette possibilté est si évidente, qu'elle se remarque à la vûe & à l'attouchement, quoique le sentiment de volupté differe de plus au moins chez les femmes, suivant leurs differens temperamens.

Enfin il suffit d'être persuadé que la femme fournit de la semence, pour concevoir qu'elle la répand quelquefois si brusquement, que la seule pensée ou la vûe d'un objet aimé peut produire cet épanchement, sans que l'attouchement ni le coït y ayent aucune part; & dés que l'on accorde cette verité, on est forcé de dire ou que l'on ignore la route que tient cette semence pour venir à la matrice, ou qu'elle y est portée par des vaisseaux qui sont cachez entre des membranes qui s'étendent du testicule au fond de la matrice, mais que ces conduits ne paroissent que dans l'acte venerien, comme les conduits que l'on nomme lactez, qui sont enfermez dans la duplicature du mesentere, pour porter le chyle au reservoir de Pecquet, n'y sont aperçus, que lorsqu'on ouvre un animal vivant quand la digestion se fait, & qui s'effacent si absolument dés que l'animal est mort, que la dissection la plus adroite ne peut les démontrer, ensorte qu'ils n'eussent jamais été connus, si ce dernier siecle plus fecond en découverte que les précedens, n'eût inspiré aux Anatomistes de les rechercher dans les dissections des animaux vivans. Cependant ces vaisseaux pour n'être pas connus, en étoient-ils moins existans, & le chyle n'y passoit-il pas, quoiqu'on ne l'y eût jamais aperçû?

Il n'en est pas de même de la semence de la femme, sa décharge dans la matrice est toute évidente, & elle n'est pas moins certaine que le passage du chyle dans les veines lactées, quoiqu'on ne puisse voir les vaisseaux qui la transportent du testicule au fond de ce viscere, parce qu'on ne peut ouvrir un animal vivant dans le peu de temps qui s'écoule pendant l'exercice actuel de l'acte venerien, qui eſt le tems où ce tranſport ſe fait du teſticule à la matrice. En attendant des éclairciſſemens plus certains ſur cet article comme ſur beaucoup d'autres, j'ai l'honneur d'être,

MONSIEUR,

Votre tres humble & tres
obeiſſant ſerviteur,
LA MOTTE.

A Valogne, ce 6 Juin
1717.

Approbation du Censeur Royal.

JE soussigné Pierre-Jean Burette, Docteur-Regent de la Faculté de Medecine de Paris, Lecteur & Professeur Royal, certifie à Monseigneur le Chancelier, qu'aprés avoir examiné ces trois *Dissertations*, je n'y ai rien trouvé qui doive en empêcher l'impression. Fait à Paris ce 27 Novembre 1715. *Signé*, BURETTE.

Approbation des Maîtres Chirurgiens de Paris.

LA lecture de trois Dissertations qui ont été détachées d'un *Traité complet des Accouchemens*, composé par M. de la Motte Maistre Chirurgien Juré de Valognes, nous a donné une idée avantageuse de leur Auteur. Nous estimons sur tout que celle qui contient une courte Réponse, mais exacte & précise, à l'Extrait d'un Livre qui a pour titre, *De l'Indecence aux hommes d'accoucher les femmes*, imprimé à Trevoux, & qui fut inseré dans le Journal des Sçavans de 1708. achevera de détromper plusieurs Dames, que des scrupules mal-fondez empêchent encore de préferer dans leurs Accouchemens le ſecours des habiles Chirurgiens à celui des Sages-femmes, & que ce petit volume qui ſert de Préliminaie au grand Ouvrage du même Auteur, ſera bien reçu du Public. A Paris ce 8. Février 1718. DEVAUX, *ancien Prevôt.*

PUZOS, *Chirurgien Juré.*

PRIVILEGE DU ROY.

LOUIS, par la grace de Dieu, Roy de France & de Navarre, A nos amés & féaux Conseillers, les Gens tenans nos Cours de Parlement, Maîtres des Requêtes ordinaires de nôtre Hôtel, Grand Conseil, Prevôt de Paris, Baillifs, Sénéchaux, leurs Lieutenans Civils, & autres nos Justiciers qu'il appartiendra, SALUT. Nôtre bien amé LAURENT D'HOURY, Imprimeur Libraire à Paris, Nous ayant fait remontrer qu'il souhaitteroit faire imprimer & donner au Public un *Traité complet des Accouchemens naturels, non naturels, & contre nature, avec une Réponse au Livre intitulé, De l'Indecence aux hommes d'accoucher les femmes*, s'il Nous plaisoit lui accorder nos Lettres de Privilege sur ce necessaires: Nous avons permis & permettons par ces Presentes audit D'HOURY d'imprimer ou faire imprimer ledit Traité du sieur de la Motte, cy-dessus specifié, en tels volumes, forme, marge, caractere, conjointement ou séparément, & autant de fois que bon lui ſemblera, & de le vendre, faire vendre & debiter par tout nôtre Royaume, pendant le temps de dix années conſécutives, à compter du jour de la datte deſdites Preſentes. Faiſons défenſes à toutes ſortes de perſonnes de quelque qualité & condition qu'elles ſoient, d'en introduire d'impreſſion étrangere dans aucun lieu de nôtre obéiſſance ; & à tous Imprimeurs, Libraires & autres, d'imprimer, faire imprimer, vendre, faire vendre, debiter, ni contrefaire ledit Traité du ſieur de la Motte, cy-deſſus énoncé, en tout ni en partie, ni d'en faire aucuns extraits ſous quelque pretexte que ce ſoit, d'augmentation, correction, changement de titre, ou autrement, ſans le conſentement par écrit dudit ſieur Expoſant, ou de ceux qui auront droit de lui, à peine de confiſcation des Exemplaires contrefaits, de trois mille livres d'amende contre chacun des contrevenans, dont un tiers à Nous, un tiers à l'Hôtel-Dieu de Paris, l'autre tiers audit Expoſant, & de tous dépens, dommages, & interêts. A la charge que ces Preſentes ſeront enregiſtrées tout au long ſur le Regiſtre de la Communauté des Imprimeurs & Libraires de Paris, & ce dans trois mois de la datte d'icelles : Que l'impreſſion dudit Traité ſera faite dans nôtre Royaume, & non ailleurs, en bon papier, & en beaux caractères, conformément aux Reglemens de la Librairie ; & qu'avant que de l'expoſer en vente, il en ſera mis deux Exemplaires de chacun dans nôtre Bibliotheque publique, un dans celle de nôtre Château du Louvre, & un dans celle de nôtre très-cher & féal Chevalier, Chancelier de France le Sieur Voyſin, Commnndeur de nos Ordres, le tout à peine de nullité des Preſentes. Du contenu deſquelles Vous mandons & enjoignons de faire jouir l'Expoſant ou ſes ayans cauſe, pleinement & paiſiblement, ſans ſouffrir qu'il leur ſoit fait aucun trouble ou empêchemens. Voulons que la copie deſdites Preſentes qui ſera imprimée au commencement ou à la fin dudit Livre, ſoit tenue pour duement ſignifiée ; & qu'aux copies collationnées par l'un de nos amés & feaux Conſeillers & Secretaires, foi ſoit ajoûtée comme à l'Original. Commandons au premier nôtre Huissier ou Sergent, de faire pour l'exécution d'icelles, tous Actes requis & necessaires, sans demander autre permission, nonobstant clameur de Haro, Chartre Normande, & Lettres à ce contraires. CAR tel est notre plaisir. DONNE' à Paris le trente-uniéme jour du mois de Decembre, l'an de grace mil sept cent quinze, , & de notre Regne le premier.

Par le ROY en son Conseil,

FOUQUET.

Registré sur le Registre N°. 3. de la Communauté des Libraires & Imprimeurs de Paris, page 1019. N° 1348. conformément aux Reglemens, & notamment à l'Arrêt du Conseil du 13. Août 1703. A Paris le 13 Janvier 1716.

Signé,

DELAULNE, Syndic.

www.ingramcontent.com/pod-product-compliance
Ingram Content Group UK Ltd.
Pitfield, Milton Keynes, MK11 3LW, UK
UKHW020548180726
13838UKWH00001B/106